52 cas cliniques transversaux

Retrouvez nos ouvrages sur
www.editionspradel.fr

PRADEL
Wolters Kluwer France
Le Corosa
1, rue Eugène et Armand Peugeot
92856 RUEIL-MALMAISON CEDEX

ISBN 978-2-913996-74-8

Cas cliniques Transversaux pour l'ECN

Collection dirigée par **Jean-Jacques Lehot**

52 cas cliniques transversaux

Éditions Pradel

Les auteurs

Cancérologie – Oncohématologie

Jean-Pierre Droz
Professeur des Universités, Praticien Hospitalier
Service d'Oncologie, Centre anticancéreux régional Léon-Bérard à Lyon

Gilles Freyer
Professeur des Universités, Praticien Hospitalier
Service d'Oncologie, Centre hospitalier Lyon Sud

Cardiologie

Guy Durand de Gevigney
Praticien Hospitalier
Service de Cardiologie, Hôpital Cardiovasculaire et Pneumologique Louis Pradel à Lyon

Chirurgie

Roland Henaine
Praticien Hospitalier
Service de Chirurgie cardiovasculaire, Hôpital Cardiovasculaire et Pneumologique Louis Pradel à Lyon

Joël Lapèze
Interne en Chirurgie cardiovasculaire
Service de Chirurgie cardiothoracique et vasculaire, Hôpital Cardiovasculaire et Pneumologique Louis Pradel à Lyon

Jean-François Obadia
Professeur des Universités, Praticien Hospitalier
Service de Chirurgie cardiothoracique et vasculaire, Hôpital Cardiovasculaire et Pneumologique Louis Pradel à Lyon

Thomas Sassard
Chef de Clinique, Assistant des Hôpitaux
Service de Chirurgie cardiovasculaire, Hôpital Cardiovasculaire et Pneumologique Louis Pradel à Lyon

Eric Voiglio
Maître de Conférences des Universités, Praticien Hospitalier
Service de Chirurgie d'urgence, Centre Hospitalier Lyon Sud à Pierre-Bénite

Dermatologie

Denis Jullien
Professeur des Universités, Praticien Hospitalier
Service de Dermatologie, Hôpital de l'Hôtel-Dieu à Lyon

Gériatrie

Olivier Beauchet
Maître de Conférences des Universités, Praticien Hospitalier
Service de Médecine interne-Gérontologie clinique, Hôpital Charité à Saint-Etienne

Régis Gonthier
Professeur des Universités, Praticien Hospitalier
Service de Médecine interne-Gérontologie clinique, Hôpital Charité à Saint-Etienne

Gynécologie-Obstétrique

Cyril Huissoud
Praticien Hospitalier
Service de Gynécologie-Obstétrique, Hôpital de la Croix-Rousse à Lyon

René-Charles Rudigoz
Professeur des Universités, Praticien Hospitalier
Service de Gynécologie-Obstétrique, Hôpital de la Croix-Rousse à Lyon

Hématologie

Yesim Dargaud
Assistant Hospitalier Universitaire
Unité d Hémostase clinique, Hôpital Edouard-Herriot à Lyon

Infectiologie

Christian Chidiac
Professeur des Universités, Praticien Hospitalier
Service des Maladies infectieuses et tropicales, Hôpital de la Croix-Rousse à Lyon
Université Claude-Bernard, Lyon 1

David Gary
Ancien Interne des Hôpitaux de Lyon, ancien Chef de Clinique
Consultation des Maladies infectieuses, Centre hospitalier de Villefranche-sur-Saône

Thomas Perpoint
Chef de Clinique-Assistant
Service des Maladies infectieuses et tropicales, Hôpital de la Croix-Rousse à Lyon
Université Claude-Bernard, Lyon 1

Médecine et Santé du travail

Frédéric Deschamps
Professeur des Universités, Praticien Hospitalier
Unité fonctionnelle de Pathologie professionnelle et Santé du travail, Hôpital Sébastopol à Reims

Médecine générale

Jean-Pierre Dubois
Médecin Généraliste, 1, avenue de la Colombière à Saint-Symphorien d'Ozon
Professeur associé de Médecine générale, Université Claude-Bernard Lyon 1

Christian Dupraz
Médecin Généraliste, 11, rue Mönchweiller à Chabeuil
Chargé d'Enseignement, Université Claude-Bernard Lyon 1

Sophie Figon
Médecin Généraliste, 16, avenue du Mont-Blanc à Rillieux La Pape
Chargé d'Enseignement, Université Claude-Bernard Lyon 1

Corinne Perdrix
Médecin Généraliste, 111, rue Léon-Blum à Villeurbanne
Chargé d'Enseignement, Université Claude-Bernard Lyon 1

Nicolas Prothon
Médecin Généraliste, 6, quai Galaure à Saint-Vallier
Chargé d'Enseignement, Université Claude-Bernard Lyon 1

Médecine légale

Laurent Fanton
Praticien Hospitalier
Service de Médecine légale, Hôpital Edouard-Herriot à Lyon

Daniel Malicier
Professeur des Universités, Praticien Hospitalier
Service de Médecine légale, Hôpital Edouard-Herriot à Lyon

Médecine physique et de réadaptation

Gilles Rode
Professeur des Universités, Praticien Hospitalier
Service de Médecine physique et de Réadaptation, Hôpital Henry-Gabrielle à Saint-Genis-Laval

Néphrologie

Cécile Chauvet
Chef de Clinique-Assistant
Service de Néphrologie, Hôpital Edouard-Herriot à Lyon

Jean-Pierre Fauvel
Professeur des Universités, Praticien Hospitalier
Service de Néphrologie, Hôpital Edouard-Herriot à Lyon

Denis Fouque
Professeur des Universités, Praticien Hospitalier
Service de Néphrologie, Hôpital Edouard-Herriot à Lyon

Fitum Guebre-Egziabher
Praticien Hospitalier
Service de Néphrologie, Hôpital Edouard-Herriot à Lyon

Anne Jolivot
Chef de Clinique-Assistant
Service de Néphrologie, Hôpital Edouard-Herriot à Lyon

Laurent Juillard
Praticien Hospitalier
Service de Néphrologie, Hôpital Edouard-Herriot à Lyon

Maurice Laville
Professeur des Universités, Praticien Hospitalier
Service de Néphrologie, Hôpital Edouard-Herriot à Lyon

Neurologie

Virginie Desestret
Interne
Service de Neurologie, Hôpital neurologique Pierre Wertheimer à Lyon

Jérôme Honnorat
Professeur des Universités, Praticien Hospitalier
Service de Neurologie, Hôpital neurologique Pierre Wertheimer à Lyon

Orthopédie

Philippe Neyret
Professeur des Universités, Praticien Hospitalier
Clinique chirurgicale orthopédique et traumatologique, Centre Albert-Trillat - Centre Livet, Hôpitaux du Nord à Caluire-et-Cuire

Pédiatrie

Audrey Barats
Pédiatre Réanimateur
Service de Réanimation pédiatrique et néonatale, Pédiatrie 2, Hôpital Hautepierre à Strasbourg

Alexandre Belot
Interne en pédiatrie
Service de Néphrologie pédiatrique, Département de Pédiatrie, Hôpital Femme-Mère-Enfant à Lyon

Daniel Floret
Professeur des Universités, Praticien Hospitalier
Service de Réanimation pédiatrique, Hôpital Femme-Mère-Enfant à Lyon

Étienne Javouhey
Pédiatre Réanimateur
Service de Réanimation pédiatrique, Hôpital Femme-Mère-Enfant à Lyon

Pneumologie

Marie Coudurier
Interne des Hôpitaux de Lyon
Fédération de Pneumologie, Centre hospitalier Lyon Sud à Pierre-Bénite

Luc Odier
Interne des Hôpitaux de Lyon
Fédération de Pneumologie, Centre hospitalier Lyon Sud à Pierre-Bénite

Pierre-Jean Souquet
Chef de service
Fédération de Pneumologie, Centre hospitalier Lyon Sud à Pierre-Bénite

Psychiatrie

Hervé Claudel
Praticien Hospitalier
Service Urgences médicales d'Accueil, Centre Hospitalier Le Vinatier à Lyon-Bron

Liliane Daligand
Professeur des Universités, Patricien Hospitalier
Service des Urgences psychiatriques, Centre Hospitalier Lyon-Sud à Pierre-Bénite

Cédric Gensollen
Chef de Clinique-Assistant
Service des Urgences psychiatriques, Centre Hospitalier Lyon-Sud à Pierre-Bénite

Guillaume Giret
Chef de Clinique-Assistant
Service des Urgences psychiatriques, Centre Hospitalier Lyon-Sud à Pierre-Bénite

Delphine Johannet
Pédo-psychiatre, CHU de Lyon

Marc Lavie
Praticien Hospitalier
Service des Urgences psychiatriques, Centre Hospitalier Lyon-Sud à Pierre-Bénite

Santé publique

Antoine Duclos
Assistant Hospitalo-Universitaire en Santé publique
Pôle d'information médicale aux Hospices civils de Lyon

Isabelle Jaisson-Hot
Praticien Hospitalier en Santé publique
Pôle d'information médicale aux Hospices civils de Lyon

Françoise Tissot Guerraz
Maître de Conférences des Universités en Santé publique
Faculté de médecine Lyon Sud

Urgence-Réanimation-Anesthésie-Douleur

Christian Bauer
Praticien Hospitalier
Service d'Anesthésie-Réanimation, Hôpital Cardiovasculaire et Pneumologique Louis Pradel à Lyon

Fanny Bonhomme
Interne en Anesthésie-Réanimation
Service d'Anesthésie-Réanimation, Hôpital Cardiovasculaire et Pneumologique Louis Pradel à Lyon

Jean-Jacques Lehot
Professeur des Universités, Praticien Hospitalier
Service d'Anesthésie-Réanimation, Hôpital Cardiovasculaire et Pneumologique Louis Pradel à Lyon

Jean-Paul Perez
Professeur Agrégé du Val de Grâce
Service d'Anesthésie-Réanimation, Hôpital d'Instruction des Armées Percy à Clamart

PRÉFACE

Cette collection est pilotée par des enseignants titulaires habitués à faire partie des jurys de concours nationaux. Aussi, ils souhaitent ajouter des recommandations à celles du CICN :

- *sur le fond*, les questions font souvent appel à des données physiopathologiques diagnostiques, thérapeutiques, épidémiologiques, ainsi qu'à l'information des patients et aux aspects médicolégaux. Durant l'heure que le candidat consacre à chaque dossier, il faut commencer par lire l'ensemble des questions afin de sentir le fil conducteur de chaque dossier, et d'éviter les réponses doublons. Si besoin, plusieurs diagnostics doivent être évoqués, d'où il faut faire ressortir les plus fréquents ou les plus graves. Les jurys apprécient toujours les réponses argumentées se rapportant précisément au cas clinique. Pour la préparation du concours, les candidats peuvent avoir recours à des références émanant de la Haute Autorité de Santé, de l'AFSSAPS, du Centre national des concours d'Internat (www.cnci.univ-paris5.fr) des conférences de consensus et des conférences d'experts des sociétés savantes (http://www.bmlweb.org/consensus_lien.html) ;
- *sur la forme*, il est conseillé d'écrire très lisiblement. Surtout ne pas oublier que les correcteurs auront des centaines de copies à corriger en quelques heures, et qu'une présentation claire améliorera significativement le résultat final.

Il n'est pas nécessaire de faire de longues phrases, mais il faut faire apparaître le maximum de mots-clés. À l'intérieur de chaque question, on peut commencer par les points les plus importants, ou suivre un ordre chronologique en modulant les items par des mots tels que « surtout ou éventuellement ». Il faut se méfier des abréviations, ne gardant que les plus courantes (ECG, EEG...).

Enfin, dans la présente collection, la correction des questions figure en encadré. Les parties situées hors cadre ne servent qu'à aider l'étudiant et à coter les difficultés relatives de chaque dossier de 1 à 3 lions (certains cas cliniques plus difficiles peuvent être proposés afin de départager les candidats). Néanmoins, il faut garder en mémoire que chaque jury est « souverain » et peut privilégier un aspect du cas clinique en modulant le nombre de points pour chaque question, ou au contraire en comptant zéro à une question en cas d'erreur manifeste.

Un concours se préparant comme un marathon, les auteurs de cette collection vous souhaitent bonne course !

J.-J. Lehot et les enseignants responsables des différents volumes de la collection

Conseils pratiques donnés par des correcteurs

Internat en médecine

CE QU'IL FAUT FAIRE	CE QU'IL FAUT ÉVITER
SUR LE FOND	
• **Bien lire l'énoncé** • Élaborer les mots-clés essentiels d'une réponse bien ciblée sur l'énoncé • Rédiger la réponse en utilisant ces mêmes mots-clés avec des phrases courtes, en évitant à la fois le style télégraphique et le style trop littéraire • Connaître une vingtaine de mots-clés par sujet. Ces mots-clés doivent être assez précis (ex. : parler de « masque » au lieu d'« isolement aérien » pour la tuberculose pulmonaire) • Faire preuve de bon sens et d'adaptation au cas clinique • Connaître les points médicolégaux (faciles à intégrer dans la grille) • Connaître les vieux leitmotivs par cœur (ex : « tubage gastrique le matin à jeun 3 jours consécutifs ») • Ne pas négliger l'analyse des clichés radiologiques dans la préparation de l'internat	• **Phrases types,** *exemples* : - « Mise en condition avec voie veineuse périphérique » - « Kinésithérapie respiratoire, prévention des complications thromboemboliques par HBPM, nursing » - les phrases ne contenant aucun mot-clé • Effets de mode qui peuvent agacer le correcteur à la 800e copie, *exemples* : - VIH dans toutes les questions - soutien psychologique dans la tuberculose en oubliant l'antibiothérapie - groupage sanguin et ACI systématiques - parler systématiquement d'« urgence » sans préciser les délais • Donner les posologies si l'on n'en est pas certain • Doser les β-HCG chez un homme de 88 ans avant de prescrire la rifampicine ! • Prescrire un arrêt de travail à un pensionnaire d'une maison de retraite !
SUR LA FORME	
• Écrire lisiblement • Utiliser les abréviations courantes (ECG, NFP), préciser entre parenthèses le sens des abréviations moins courantes • Faire 2 ou 3 colonnes augmente la lisibilité • Dans le doute, on peut écrire « *à discuter* » ou « *voire* »	• Écriture minuscule pour remplir la copie au maximum • Phrases longues • Faire une pseudo-ordonnance avec nom du médecin, daté, signé... • Répétitions à l'intérieur d'une même question

Pr. Ph. Douek, Pr. G. Kirkorian, Pr. J.-J. Lehot

Méthodologie de rédaction des dossiers cliniques

Examen national classant

Trois épreuves de cas cliniques attendent depuis 2004 les candidats de l'examen national classant. En parallèle des connaissances théoriques indispensables, la note finale va s'établir en fonction des capacités du candidat à organiser ses idées et à faire ressortir les points importants d'une manière concise et structurée. La « forme » devient alors aussi importante que le « fond ». C'est dans cet esprit qu'il faut travailler tout au long de l'année précédant l'examen, en s'entraînant en temps limité à rédiger de manière complète les dossiers. La méthodologie proposée ci-après reste une proposition, une « trame de travail », à adapter au cas par cas, en ayant pour objectif d'arriver le jour J avec sa propre méthode de rédaction, qui aura fait ses preuves tout au long des examens blancs et des séances d'entraînement...
Trois épreuves de 3 heures, trois dossiers cliniques par épreuve.

❶ Survol rapide des trois dossiers : 3 minutes

- Pendant la lecture par un membre du jury des dossiers
- Lecture en diagonale
- Pour repérer les mots-clés qui vont évoquer le diagnostic et se rassurer
- 1 minute par dossier

❷ Une fois la lecture par le jury terminée, lire rapidement les trois dossiers (énoncé + questions) : objectif = choix de l'ordre dans lequel les sujets vont être traités

- Énoncé : si des pièges apparaissent d'emblée, les surligner
- Questions : si des mots-clés semblent très importants les noter en face de la question correspondante ; attention, il ne s'agit en aucun cas de traiter le dossier au brouillon ni de réfléchir, il suffit juste de faire appel à sa « mémoire réflexe »
- Garder pour la fin le sujet sur lequel on semble le moins à l'aise
- Mais attention : s'imposer une heure par dossier, montre en main, et pas plus +++
- Durée : 5 minutes (phase 1 + 2 = 10 minutes en tout)

❸ Phase de réflexion pour le premier dossier : 5 minutes minimum

- Relire l'énoncé attentivement en traquant les pièges
- Répondre sur le sujet pour se faire un « guideline » avec les mots-clés principaux et les « NPO » de ses fiches
- Ne faire en aucun cas un brouillon ni même un soupçon de rédaction sur le sujet
- Cette phase doit durer au minimum 5 minutes, il est évident qu'en fonction des habitudes des candidats, les durées des deux phases de réflexion et de rédaction seront variables ; il faut cependant s'astreindre à un minimum de réflexion pour éviter de partir « tête baissée » dans un hors sujet magistral...

❹ Vérification des concordances sujet/cahier couleur

- Fondamental
- Inutile de risquer deux « zéros » aux dossiers en voulant gagner... 30 secondes !

❺ Rédaction du premier dossier : 45 minutes

- La triade gagnante à toujours avoir en tête
    - rester SIMPLE
    - STRUCTURER sa réponse : phrase d'introduction certes mais après tiret/mot-clé puis phrase de conclusion

- DISCUTER les questions à réponses « mitigées » en développant le pour, le contre et en adoptant une position finale claire

• Concernant la forme :

  - phrases courtes
  - faire ressortir ce qu'on pense être un mot-clé en début de ligne
  - une question par page *(si le cahier de rédaction reste aussi long que celui proposé en 2004 : 12 pages)* : aérer la réponse pour faciliter le travail du correcteur

• Concernant le fond :

  - éviter les détails : ils montrent l'étendue du savoir mais ils induisent une perte de temps, une dilution de l'information essentielle, et par conséquent un risque de perte de points non pas par points négatifs mais par non cotation du mot-clé attendu
  - structurer vraiment sa réponse pour montrer la clarté du raisonnement sans pour autant entrer dans les stéréotypes « antibiothérapie double probabiliste large spectre après prélèvement bactériologique centrée sur tel germe... » si ce n'est pas vraiment la question posée
  - ne pas réciter son cours bêtement mais appliquer son « tuyau » au patient présenté, cas particulier dont il est question

❻ Relecture du premier dossier : 5 minutes

• Vérification rapide et automatique de l'orthographe

• Éventuellement souligner le plan, les mots-clés ; souligner est une arme à double tranchant : si les mots soulignés ne sont pas les mots-clés attendus et même si ceux-ci sont présents dans la copie, le correcteur risque de ne pas les voir car son attention sera entièrement centrée sur les mots soulignés...

• Pendant ce temps, en profiter pour relacher la pression et faire une coupure nette « mentale » entre deux dossiers

❼ Retour à la case n°3 pour le dossier 2 puis le 3

❽ Touche finale sur les 5 dernières minutes

• Relecture des trois dossiers en diagonale, surtout pour la mise en forme (deux couleurs autorisées : bleu et noir)

• Ne pas changer d'avis au dernier moment, la première impression est le plus souvent la bonne !

En somme pour le timing :

• 10 minutes de mise en condition + choix de l'ordre des sujets

• Par dossier : 55 minutes :

  - réflexion : 5 minutes minimum
  - rédaction : 45 minutes maximum
  - relecture : 5 minutes

  Touche finale : 5 minutes (l'annonce par le surveillant sert de repère...)

• Soit : 180 minutes...

J. Bacchetta, novembre 2005

Cas clinique transversal n°1

Monsieur K., âgé de 62 ans, ayant comme antécédents un infarctus du myocarde et un tabagisme actif à 40 paquets-années, se plaint depuis plusieurs mois de vertiges et d'acouphènes. Il y a 3 semaines, il a eu une chute brusque, sur la voie publique, secondaire à un dérobement brutal des membres inférieurs survenu en pleine conscience. Il a pu se relever seul et de façon immédiate. Cet épisode semble avoir été contemporain d'une céphalée occipitale assez importante.

La semaine suivante, il a présenté à nouveau une chute survenue en pleine conscience et au décours de laquelle on a observé durant 2 heures l'existence d'un déficit moteur important concernant les membres supérieur et inférieur du côté gauche. Ce déficit isolé a ensuite complètement régressé.

Il y a 2 jours, il a de nouveau présenté un épisode similaire mais cette fois-ci avec un déficit moteur hémicorporel droit toujours spontanément régressif et isolé.

Cette fois-ci, il a consulté aux urgences où un scanner cérébral et un électro-encéphalogramme ont été réalisés et n'ont pas montré d'anomalies.

Il consulte de nouveau ce jour pour ses vertiges et acouphènes qui le gênent dans ses activités quotidiennes.

Questions

Question n°1 : Quelle est probablement l'origine des troubles présentés par le patient ? Précisez à quelle(s) localisation(s) cérébrale(s) peut être rapporté chacun des troubles.

Question n°2 : Une hospitalisation en urgence s'impose-t-elle selon vous ? Justifiez.

Question n°3 : Décrivez et justifiez votre bilan paraclinique à visée diagnostique devant ce tableau.

Alors que le bilan étiologique est en cours, le patient présente brutalement un grand vertige, une céphalée postérieure, un hoquet et des vomissements. L'examen neurologique réalisé au lit retrouve une dysmétrie nette à gauche à l'épreuve doigt-nez, un syndrome de Claude Bernard-Horner gauche et une paralysie de l'hémivoile gauche.

Question n°4 : Quel diagnostic envisagez-vous devant la symptomatologie actuelle ? Sur quels arguments ?

Question n°5 : Un examen d'imagerie est réalisé en urgence *(figure 1)*. Conforte-t-il votre hypothèse diagnostique ? Justifiez.

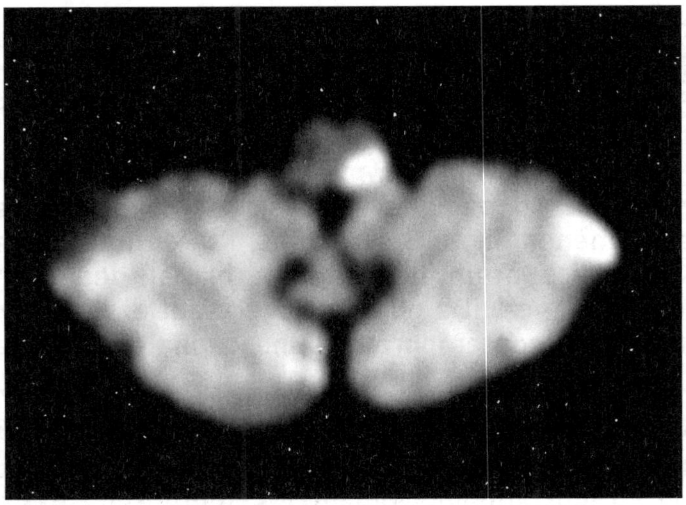

Figure 1. Séquence de diffusion.

Question n°6 : Quels signes cliniques supplémentaires recherchez-vous pour conforter votre diagnostic ? De quelles structures anatomiques traduisent-ils l'atteinte ?

Il n'y a pas d'antécédents traumatiques retrouvés à l'interrogatoire. L'examen général est sans particularité. La tension artérielle est retrouvée à droite à 17/9 et à 14/7 à gauche, le pouls à 90 et le bilan biologique ne trouve qu'une hypercholestérolémie modérée dont le malade n'avait pas connaissance auparavant.

Question n°7 : L'asymétrie tensionnelle doit-elle faire suspecter une étiologie particulière ? Si oui, laquelle, et quels examens particuliers devraient permettre d'affirmer ce diagnostic ?

Réponses

Question n°1

10 points

Origine vasculaire : **accidents ischémiques transitoires* (AIT) dans le territoire vertébrobasilaire :**	5
• 1er épisode évocateur d'une *drop-attack* et deux déficits moteurs hémicorporels à bascule	nc
• évocateurs d'accidents ischémiques transitoires	nc
• du tronc cérébral	3
• acouphènes et vertiges évocateurs** d'une insuffisance vertébrobasilaire	2
• responsable elle aussi d'une souffrance vasculaire du tronc cérébral (protubérance)	nc

* Car régressifs en moins de 24 heures.

** Dans le contexte.

Question n°2

10 points

Oui, indication d'hospitalisation en urgence	5
Pour bilan cardiovasculaire et cérébrovasculaire et surveillance clinique	nc
et discussion d'un éventuel traitement car AIT à répétition traduisant une souffrance probablement vasculaire dans le territoire artériel vertébrobasilaire	nc
Risque majeur d'**accident vasculaire ischémique constitué**	5

Question n°3

20 points

Le scanner cérébral sans injection à la recherche d'une hypodensité du tronc cérébral traduisant un accident ischémique constitué ayant déjà été réalisé :	nc
- **IRM encéphalique :**	3
• avec séquences de diffusion/perfusion*	nc
• et avec angiographie par résonance magnétique (ARM) du polygone de Willis	3
• pour évaluer la perméabilité artérielle des artères vertébrales et du tronc basilaire	2
- réalisation d'un bilan biologique standard :	nc
• réalisation numération-formule standard, ionogramme sanguin, bilan de coagulation	1
- **bilan cardiovasculaire :**	nc
• bilan lipidique, à la recherche d'une dysplipidémie athéromateuse	1
• ECG, à la recherche d'une arythmie cardioemboligène	1
• RP (radiographie pulmonaire), à la recherche d'une cardiomégalie évocatrice d'une cardiopathie emboligène	nc
• échographie cardiaque transthoracique**	2
• à la recherche d'une cardiopathie emboligène	1
• Holter-ECG si suspicion d'arythmie cardioemboligène paroxystique	nc
• échographie-Doppler des troncs supra-aortiques	3
• à la recherche d'une athérosclérose des artères cervicovertébrales***	2
• et d'un hémodétournement sous-clavier (vol sous-clavier)	nc
- **artériographie cérébrale** à discuter	1
en fonction des résultats des explorations angiographiques non invasives	nc

* À la recherche de signes parenchymateux d'ischémie au niveau du tronc cérébral : hypersignal en diffusion dans le territoire hypoperfusé.

** Éventuellement complétée par une échographie transœsophagienne.

*** Et à la recherche d'un éventuel retentissement hémodynamique d'une sténose ou occlusion.

Question n°4 — 20 points

Syndrome de **Wallemberg gauche**	10
par accident ischémique de la région postérolatérale rétro-olivaire du bulbe,	nc
irriguée par l'artère de la fossette latérale du bulbe*	nc
AVC évoqué devant le tableau neurologique d'installation brutale,	nc
plutôt ischémique,	nc
car absence de troubles de conscience et *a priori* pas d'antécédent d'HTA	nc
Syndrome de Wallemberg gauche devant :	nc
• le tableau inaugural évocateur, associant : vertiges, vomissements, céphalée postérieure	2
• l'hémisyndrome cérébelleux gauche : dysmétrie à gauche	4
• le syndrome de Claude Bernard-Horner gauche	nc
• une probable atteinte du nerf X gauche : paralysie de l'hémivoile gauche	4

*** Qui naît soit de l'artère cérébelleuse postérieure et inférieure (PICA) soit de l'artère vertébrale.**

Question n°5 — 5 points

Oui	nc
Hypersignal en diffusion* latérobulbaire gauche en faveur d'un accident ischémique	5

*** L'IRM de diffusion permet le diagnostic très précoce (< 1 heure) de l'œdème cytotoxique secondaire à l'ischémie, et ceci aussi bien dans les infarctus cérébraux hémisphériques que dans ceux du tronc cérébral comme ici. Les séquences d'ADC doivent montrer un hyposignal dans la même localisation.**

Question n°6 — 20 points

On recherchera **à gauche** :	nc
• atteinte de la racine descendante du V gauche : hypoesthésie de l'hémiface gauche	5
avec abolition du réflexe cornéen ipsilatéral	nc
• atteinte vestibulaire par atteinte du noyau du VIII gauche : nystagmus rotatoire	5
• atteinte des nerfs IX et X gauches : paralysie hémivoile gauche, larynx et pharynx	5
On recherchera **à droite** :	
• atteinte du faisceau spino-thalamique :	nc
hypoesthésie thermoalgique de l'hémicorps droit épargnant la face	5

Question n°7	15 points
Oui	nc
Un syndrome d'hémodétournement sous-clavier ou vol sous-clavier, en relation avec ...	10
une sténose serrée ou une occlusion prévertébrale de l'artère sous-clavière gauche ...	nc
Chez ce patient, origine probablement athéromateuse de l'obstruction	nc
Examens	
Échographie-Doppler des troncs supra-aortiques*	2
Artériographie des troncs supra-aortiques et des artères cérébrales**	3

* Mettant en évidence une inversion de flux dans la vertébrale gauche.

** Pour mise en évidence de l'obstruction sous-clavière gauche et de son retentissement hémodynamique (hémodétournement).

RÉFÉRENCES

Étude d'évaluation technique. Imagerie de l'accident vasculaire cérébral aigu.
ANAES, Juin 2002.

OBJECTIFS PÉDAGOGIQUES

Objectif principal :
N° 133 : Accidents vasculaires cérébraux.

Objectifs secondaires :
N° 5 : Indications et stratégies des principaux examens d'imagerie.
N° 192 : Déficit neurologique récent.
N° 301 : Déficit moteur et/ou sensitif des membres.
N° 344 : Vertiges.

DIFFICULTÉ

3 LIONS/3

Cas clinique transversal n°2

Vous recevez en consultation Fanny C., 15 ans, accompagnée de sa mère, Mme C. Cette dernière est inquiète pour sa fille, qui a perdu 8 kg en 2 mois. Elle pèse à présent 41 kg pour 1,65 m. Fanny ne se plaint pourtant pas, elle dit même se trouver « très bien ». Elle vous explique faire « seulement plus attention » qu'avant à son alimentation car elle est « dégoûtée » par « le gras ». De ce fait, elle « ne peut plus avaler » que des légumes et des yaourts nature. Elle reconnaît ne manger plus qu'une fois par jour car elle n'a, selon elle, « plus faim » le matin et n'a pas le temps de manger le midi car elle révise ses cours. Madame C. est « fière » de sa fille qui, malgré ses « problèmes digestifs », reste très active. Fanny est décrite comme une élève « sérieuse », appréciée de ses professeurs. Elle passe plusieurs heures le soir sur ses devoirs. Mme C. trouve d'ailleurs que c'est un peu « exagéré » car Fanny se couche de plus en plus tard. Mme C. ne rapporte cependant pas de difficulté relationnelle avec sa fille, qui est « toujours prête à rendre service » et qui aide à la maison, en particulier pour faire les courses et confectionner les repas. Fanny précise qu'elle ne comprend pas ses camarades de classe qui ne s'intéressent qu'à des choses « bêtes » et elle évite de faire des sorties avec eux. Elle préfère, en effet, occuper son temps libre à faire du sport ou à lire, notamment des livres de diététique et des biographies.

À l'examen clinique, Fanny est pâle, maigre. Ses mains sont froides et bleutées. Sa tension artérielle est mesurée à 80/60 mmHg et son pouls à 60/min. Elle n'a plus ses règles depuis un mois et demi. Sa peau est sèche et duveteuse.

Questions

Question n°1 : Faites l'analyse sémiologique de ce cas clinique.

Question n°2 : Quel diagnostic posez-vous à partir de votre analyse sémiologique ?

Question n°3 : Quelle(s) pathologie(s) associée(s) recherchez-vous ?

Question n°4 : Quel(s) est (sont) le(s) risque(s) évolutif(s) à court terme du trouble présenté par Fanny ?

Question n°5 : Quels sont les facteurs de bon pronostic repérés dans cette observation ?

Question n°6 : Citez les principes généraux de la prise en charge ambulatoire que vous mettez en place.

Question n°7 : Quel(s) est (sont) le(s) mode(s) évolutif(s) possible(s) de cette maladie ?

RÉPONSES

Question n°1 — 22 points

Anorexie :	3
• restriction alimentaire volontaire	
• diminution des quantités alimentaires ingérées (un repas par jour)	0,5
• diminution des apports caloriques, sélection des aliments (éviction des produits gras et sucrés)	0,5
• intérêt particulier pour la nourriture (lecture d'ouvrages diététiques, courses, confection des repas)	0,5
Amaigrissement :	3
- perte de 8 kg en 2 mois	
- aspect maigre	
- conséquences somatiques :	
• hypotension artérielle	0,5
• bradycardie	0,5
• hypothermie (mains froides)	0,5
• troubles circulatoires ou syndrome de Raynaud ou cyanose des extrémités (mains bleutées)	0,5
• atteinte des phanères (peau sèche)	0,5
• augmentation de la pilosité ou hypertrichose ou lanugo	0,5
Aménorrhée (disparition des règles depuis un mois et demi)	3
Hyperactivité psychomotrice :	2
• pratique intensive du sport	0,5
• augmentation du temps consacré au travail scolaire	0,5
• réduction du temps de sommeil	0,5
• intérêt pour les activités intellectuelles (lecture)	
Déni de la maigreur (Fanny se trouve « très bien »), absence de plainte	2
Isolement social	1
Adolescente	1
Sexe féminin	1

Question n°2 — 13 points

Anorexie mentale	10
Chez une adolescente de 15 ans	3

Question n°3 — 10 points

Conduites boulimiques	3
Troubles du comportement :	
• vomissements	1,5
• prise de médicaments laxatifs et/ou diurétiques	1
• potomanie	0,5
Pathologie organique sous-jacente ou associée	2
Pathologie psychiatrique sous-jacente ou associée	2

Question n°4

10 points

Inefficacité du traitement ambulatoire	1
Perte de poids trop importante (BMI inférieur à 14)	4
Troubles hydroélectrolytiques (hypokaliémie)	2
Pathologie somatique associée ou secondaire (infection)	1
Risque suicidaire	2

Question n°5

8 points

Aspect typique de la symptomatologie	1
Âge de survenue du trouble (adolescence)	1
Absence de pathologie somatique	1
ou psychiatrique associée	1
Rapidité de la prise en charge	1
Absence d'opposition franche au soin	1
Isolement social modéré	1
Soutien familial	1

Question n°6

25 points

En **service de psychiatrie**	1
Avec **accord des parents**	2
Mise en condition de la malade :	
• **isolement** : en chambre seule, pyjama, absence de tout objet personnel, absence de toute source de distraction, aucun contact avec la famille	3
• **contrat de poids**	3
Soins somatiques :	
• pesées régulières	3
• bilans biologiques	1
• examens paracliniques si besoin (ECG notamment)	1
• traitement médicamenteux somatique symptomatique	0,5
• sondage nasogastrique si nécessaire	2
• surveillance de la tolérance clinique et de l'efficacité du traitement	0,5
Soins psychiatriques :	
• psychothérapie individuelle	2
• psychothérapie familiale	2
• traitement médicamenteux psychiatrique symptomatique	0,5
• surveillance de la tolérance clinique et de l'efficacité du traitement	0,5
Prise en charge diététique : information, rééducation	3

Question n°7

12 points

Décès (dénutrition, suicide)	3
Guérison : • disparition des troubles des conduites alimentaires avec reprise de poids et réapparition des règles	3
Chronicisation	3
Apparition d'un autre trouble psychiatrique après guérison	3

RÉFÉRENCES

Troubles du comportement de l'enfant et de l'adolescent.
P. Duverger. www.med.univ-angers.fr/discipline/pedopsy/enseignement.htm.

Troubles du comportement alimentaire de l'enfant et de l'adolescent.
P. Duverger. www.med.univ-angers.fr/discipline/pedopsy/enseignement.htm.

Risque suicidaire de l'enfant et de l'adolescent : identification et prise en charge.
P. Duverger. www.med.univ-angers.fr/discipline/pedopsy/enseignement.htm

OBJECTIFS PÉDAGOGIQUES

N° 39 : Troubles du comportement de l'adolescent.
N° 42 : Troubles du comportement alimentaire de l'enfant et de l'adulte.
N° 44 : Risque suicidaire de l'enfant et de l'adulte : identification et prise en charge.
N° 189 : Conduite suicidaire chez l'adolescent et l'adulte.

DIFFICULTÉ

3 LIONS/3

Cas clinique transversal n°3

Vous êtes interne aux urgences, vous recevez un patient de 35 ans, victime d'un accident de moto. Il est tombé sur le côté droit et présente une douleur du pli de l'aine et du grand trochanter avec une impotence fonctionnelle totale (il ne peut pas soulever le talon du plan du brancard). Ses orteils sont chauds et le patient peut les bouger, la sensibilité de tout le membre inférieur est normale. Il présente de plus une dermabrasion au niveau de l'avant-bras droit. Le reste de l'examen est normal.

QUESTIONS

Question n°1 : Quels diagnostics évoquez-vous concernant le membre inférieur droit ?

Question n°2 : Comment étayer votre diagnostic grâce à l'examen clinique ?

Question n°3 : Un bilan radiologique de la hanche droite a été réalisé et montre une fracture cervicale fémorale Garden 3. Rappelez la classification de Garden.

Question n°4 : Une intervention chirurgicale est nécessaire : dans quel délai doit-elle être effectuée et quel type d'intervention proposez-vous ?

Question n°5 : Quelles sont les 2 complications orthopédiques rédoutées à moyen terme de cette pathologie et quelles conséquences peuvent-elles avoir ?

Question n°6 : Si votre patient avait eu 80 ans, quelle aurait été votre prise en charge initiale ?

Réponses

Question n° 1 — 20 points

Fracture de l'extrémité supérieure du fémur droit (fracture du col ou fracture pertrochantérienne)	10
Fracture du bassin	2
Fracture du cotyle	2
Fracture des branches ilio-ischio-pubiennes	2
Fracture de la diaphyse fémorale droite	2
Simple contusion, hématome	2

Question n° 2 — 15 points

Recherche d'un raccourcissement du membre inférieur droit et d'une rotation externe (si fracture pertrochantérienne ou fracture Garden 3 ou 4)	5
Recherche d'une déformation de la cuisse associée à un raccourcissement et une rotation externe du membre inférieur (fracture de la diaphyse fémorale)	5
Recherche d'une douleur à la pression des crêtes iliaques (fracture du bassin)	5

Question n° 3 — 20 points

Fracture Garden 1 **(valgus) engrenée**	5
Fracture Garden 2 **(non déplacée) engrenée**	5
Fracture Garden 3 **(varus)**	5
Fracture Garden 4 **(perte d'alignement et de contact des travées)**	5

Question n° 4 — 15 points

Urgence chirurgicale*	5
Un **délai de 6 heures** après l'accident permet de limiter le risque de survenue de nécrose de la tête fémorale	5
Indication d'**ostéosynthèse** du fait du jeune âge du patient	2,5
Vérification du statut vaccinal contre le tétanos*	2,5

*** 0 à la question si absent.***

Question n° 5 — 20 points

Nécrose de la tête fémorale, dont l'évolution se fera vers l'arthrose avec nécessité de réaliser une arthroplastie de hanche	10
Pseudarthrose, nécessitant une reprise chirurgicale pour curetage, greffe osseuse et ostéosynthèse	10

Question n° 6 — 10 points

Chez un sujet âgé, le traitement consisterait en la réalisation d'une **arthroplastie de hanche** soit totale, soit partielle	10

OBJECTIFS PÉDAGOGIQUES

Objectif principal
N° 239 : Fracture de l'extrémité supérieure du fémur chez l'adulte.

DIFFICULTÉ

1 LION/3

Cas clinique transversal n°4

Le 27 décembre, Mme V., 54 ans, consulte aux urgences pour perte de connaissance.

Elle vous explique que depuis 2 jours, elle a « mal à la tête » et que ce matin elle a présenté une perte de connaissance précédée de vertiges. Elle pense avoir « un début de gastroentérite » car sa fille qui vit à la maison vomit depuis 2 jours.

Les seuls antécédents de Mme V. sont une hystérectomie pour fibrome utérin et une dyslipidémie traitée par régime seul.

Questions

Question n°1 : Que recherchez-vous à l'examen clinique ?

Question n°2 : Quel diagnostic suspectez-vous ? Comment le confirmez-vous ?

Question n°3 : Quelle en est la physiopathologie ?

Question n°4 : Quels examens complémentaires réalisez-vous ? Justifiez.

Question n°5 : Quelle est votre prise en charge thérapeutique concernant Mme V. ?

Question n°6 : Quelles sont les précautions à prendre avant de débuter ce traitement ?

Question n°7 : Quelles sont les complications possibles de cette pathologie ?

Question n°8 : Quelle est votre attitude thérapeutique vis-à-vis de la fille de Mme V. ?

Réponses

Question n° 1 — 15 points

Interrogatoire :

- début de la symptomatologie ... 0,5
- tabagisme ... 1
- prise médicamenteuse ... 0,5
- mode de chauffage (poêle à charbon ou au mazout), appareils à gaz défectueux, défaut de tirage de la chaudière, aération des pièces domestiques ... 1
- animaux à domicile, comportement ... 0,5

Recherche des signes d'imprégnation toxique au **monoxyde de carbone (CO)** chez Mme V. et sa fille : ... 1

- céphalées ... 0,5
- vertiges ... 0,5
- lipothymies ... 0,5
- nausées, vomissements ... 0,5
- asthénie ... 0,5
- impotence des membres inférieurs ... 0,5
- hypoacousies, acouphènes ... 0,5
- troubles visuels ... 0,5
- douleur thoracique ... 0,5
- palpitations ... 0,5
- dyspnée ... 0,5
- angoisse, agitation ... 0,5
- perte de connaissance à l'effort ... 0,5
- convulsions ... 0,5

À l'examen :

- agitation, syndrome confusionnel, obnubilation ... 0,5
- hyperréflexivité tendineuse ... 0,5
- syndrome pyramidal ou extrapyramidal ... 0,5
- signes cutanés : vasodilatation, coloration rouge cochenille des téguments ... 0,5
- signes neurovégétatifs : sueurs, hyperthermie ... 0,5
- auscultation pulmonaire : œdème aigu du poumon, encombrement ... 0,5
- hypotension artérielle ... 0,5

Question n° 2 — 15 points

Intoxication aiguë au monoxyde de carbone (CO) ... 4

D'origine domestique ... 1

Arguments :

- hiver, chauffage ... 0,5
- signes présents chez les habitants d'un même foyer (Mme V. et sa fille) ... 0,5
- céphalées, vertiges, perte de connaissance chez Mme V. ... 0,5
- vomissements chez la fille ... 0,5

Dosage de l'oxycarbonémie (CO sanguin) ... 2

Dosage du taux de carboxyhémoglobine ... 2

Par prélèvement de sang veineux sur tube hépariné

Confirmation :

- oxycarbonémie $>$ 5 mL/100 mL ... 2
- carboxyhémoglobine $>$ 10 % ... 2

0 à la question si autre diagnostic.

Question n° 3

10 points

Le CO est un **gaz incolore, inodore, non irritant**	0,5
Il provient essentiellement de la **combustion incomplète** (par insuffisance en oxygène) de substrats carbonés	1
Il est absorbé par **voie respiratoire**	0,5
Il diffuse à travers la membrane alvéolocapillaire	0,5
Il **se fixe sur l'hémoglobine avec une forte affinité** (220 fois supérieure à celle de l'oxygène)	1
Effets sur l'hémoglobine :	0,5
- directs : le CO se fixe sur l'hémoglobine libre et déplace l'oxygène de sa combinaison oxyhémoglobinée	0,5
- indirects : l'HbCO modifie les propriétés de l'hémoglobine restante :	0,5
• affinité accrue pour l'oxygène, responsable d'un déplacement vers la gauche de la courbe de dissociation de l'oxyhémoglobine (effet Haldane)	0,5
• conséquence délétère au niveau tissulaire (système nerveux central et myocarde) car diminution de la libération d'oxygène aux tissus	1
- d'où anoxie tissulaire par défaut de transport et de délivrance périphérique de l'oxygène (lésions cérébrales, ischémie myocardique)	1
Effets sur la myoglobine : affinité du CO supérieure à celle de l'oxygène,	1
d'où asthénie musculaire prolongée	0,5
Action sur les cytochromes : inhibition de la respiration mitochondriale	1

Question n° 4

10 points

Pour confirmation du diagnostic : **oxycarbonémie, carboxyhémoglobine**	2
Glycémie : hyperglycémie	0,5
Ionogramme sanguin : hyperkaliémie	0,5
Urée et créatinine sanguines : altération de la fonction rénale	0,5
Bilan hépatique, amylasémie (augmentée)	0,5
Enzymes musculaires : augmentation des LDH, transaminases, CPK (rhabdomyolyse)	0,5
Numération-formule sanguine : hyperleucocytose, polyglobulie	0,5
Troponine si douleur thoracique	1
Électrocardiogramme :	1
• troubles ECG chez 40 à 60 % des intoxiqués	0,5
• troubles de la repolarisation : inversion des ondes T, modifications du segment ST	0,5
• troubles du rythme : arythmie, tachycardie sinusale, extrasystoles ventriculaires, tachycardie ventriculaire	0,5
• signes d'ischémie	0,5
• troubles de la conduction : bloc de branche	0,5
Radiographie thoracique	0,5

Question n° 5

15 points

Oxygénothérapie à fort débit	4
Pose d'une voie veineuse périphérique	1
Rééquilibration hydroélectrolytique	1
Traitement symptomatique des complications	1

Oxygénothérapie hyperbare dans un caisson hyperbare en l'absence de contre-indications	4
Déclaration aux autorités sanitaires	2
Prévention des récidives : mise en conformité du domicile	2

Question n° 6 — 10 points

Avant l'hyperbarie, il faut s'assurer de l'absence de contre-indications :	1
• radiographie pulmonaire (absence de pneumothorax, d'emphysème, d'œdème aigu pulmonaire)	3
• examen des tympans	2
• interrogatoire : antécédents pulmonaires et ORL	1
Pose d'une voie veineuse périphérique	0,5
Prévention des risques de convulsions secondaires à l'hyperoxie : anticonvulsivant (Valium®, Urbanyl®)	2
Surveillance	0,5

Question n° 7 — 15 points

Complications aiguës :	1
• infarctus du myocarde	0,5
• œdème aigu du poumon	0,5
• syndrome de détresse respiratoire aiguë	0,5
• pneumopathie d'inhalation si perte de connaissance	0,5
• rhabdomyolyse	0,5
• collapsus cardiovasculaire	0,5
• insuffisance rénale fonctionnelle ou organique par nécrose tubulaire aiguë	0,5
• pancréatite aiguë	0,5
Séquelles :	1
- syndrome pyramidal ou extrapyramidal	0,5
- convulsions	0,5
- manifestations neuropsychiques	0,5
- cécité corticale	0,5
- hypoacousie	0,5
- paralysie périphérique	0,5
- syndrome parkinsonien	0,5
- démence	0,5
- confusion	0,5
- troubles du langage	0,5
- troubles mnésiques	0,5
- astasie/abasie	0,5
- syndrome postintervallaire :	0,5
• détérioration majeure des fonctions supérieures	0,5
• plus ou moins associée à des troubles pyramidaux ou extrapyramidaux	0,5
• après guérison apparente totale ou amélioration	0,5
• intervalle libre de quelques jours à quelques semaines	0,5
- décès	0,5

Question n° 8

	10 points
Envoi de secours médicalisés au domicile	1
Avec équipement de détection (mesure de la teneur en CO de l'air ambiant)	1
Soustraction à l'atmosphère toxique	2
Oxygénothérapie à fort débit	2
Prélèvements sanguins de confirmation de l'intoxication	1
β-HCG	1
Indications d'oxygénothérapie hyperbare : perte de connaissance, angor, signes ECG, grossesse	2

OBJECTIFS PÉDAGOGIQUES

Objectif principal
N° 214 : Principales intoxications aiguës.

Objectifs secondaires
N° 188 : Céphalées aiguës.
N° 209 : Malaise, perte de connaissance, crise comitiale de l'adulte.

DIFFICULTÉ

2 LIONS/3

Cas clinique transversal n°5

Mme Hilton, 46 ans, vous rend visite à votre cabinet de médecine générale avec sa fille unique, Britney (15 ans), qui a besoin d'un certificat médical pour être admise à son cours de danse. Votre examen ne retrouve pas de contre-indication à la pratique de la danse chez Britney. Mme Hilton vous informe de la survenue de plusieurs cancers parmi les femmes de sa famille. Anxieuse à ce sujet, elle profite de l'occasion pour vous demander votre avis sur l'intérêt, pour elle comme pour sa fille, du vaccin destiné à prévenir la survenue d'un cancer du col. Elle est également désireuse d'informations sur le cancer du sein.

Questions

Question n°1 : Comment procédez-vous pour établir le certificat (détaillez-en l'objectif majeur, l'interrogatoire et l'examen clinique) ?

Question n°2 : Rédigez le certificat que vous donnerez à la mère de Britney.

Question n°3 : Que répondez-vous à Britney et à sa mère au sujet du vaccin et de sa place dans l'arsenal préventif contre le cancer du col de l'utérus ?

Question n°4 : À quel type de prévention correspondent respectivement le frottis cervicovaginal et la vaccination contre le papillomavirus ? Pour chaque type de prévention, donnez une définition précise ainsi que l'action s'y rattachant.

Question n°5 : Expliquez à Mme Hilton la différence entre le dépistage organisé en population (de masse) et le dépistage individualisé du cancer du sein.

Question n°6 : Après avoir énuméré les principaux facteurs de risque de cancer du sein, indiquez le mode de dépistage qui vous semble le plus adapté au cas de Mme Hilton et, éventuellement, la façon dont vous le mettez en œuvre.

Réponses

Question n° 1

25 points

L'objectif est d'**éliminer toute pathologie pouvant s'aggraver à l'effort** ou contre-indiquant la pratique de la danse 5

À l'interrogatoire, on recherche :

- l'intensité de l'activité sportive envisagée (loisir ou compétition ?) 2
- les antécédents familiaux : mort subite, cardiopathie, HTA 2
- les antécédents personnels : asthme, allergie, pathologies de l'appareil locomoteur 2
- des signes fonctionnels à l'effort : malaise, palpitations, gêne respiratoire, blocage articulaire 2
- si sport de haut niveau : rythme de vie et retentissement sur l'équilibre psychologique de l'enfant 2
- la tenue à jour des vaccinations 1

À l'examen clinique, on recherche :

- système cardiopulmonaire : souffle cardiaque, arythmie, TA anormale, sibilants 2
- secteur abdominal : palpation minutieuse, bandelette urinaire 1
- appareil locomoteur : morphologie du rachis (gibbosité, attitude scoliotique, équilibre du bassin), examen des membres (segment par segment), évaluation de la souplesse et de la masse musculaire 2
- appareil neurosensoriel : acuité visuelle et auditive 2
- évaluation de la croissance : courbe de croissance, calcul de l'IMC 2

Question n° 2

10 points

Je soussigné, docteur X 2

Certifie avoir examiné ce jour Britney H., née le ... *(jj/mm/aa)* 2

J'atteste qu'elle ne présente pas ce jour de signes cliniques apparents contre-indiquant la pratique des cours de danse 2

Certificat remis en mains propres à l'intéressée pour faire valoir ce que de droit 2

Date 1

Signature et cachet professionnel (n° Adeli) 1

Question n° 3

25 points

La vaccination est recommandée pour toutes les jeunes filles de 14 ans, ainsi que pour les jeunes femmes de 15 à 23 ans **n'ayant jamais eu de rapports sexuels, ou au plus tard dans l'année suivant le début de leur vie sexuelle** (rattrapage) 5

Mme Hilton n'est donc pas concernée par la vaccination, contrairement à sa fille Britney 5

Le vaccin est destiné à prévenir les infections par les **papillomavirus humains** (HPV), pouvant entraîner des dysplasies de haut grade du col de l'utérus (CIN : 2/3) 5

Le dépistage des lésions précancéreuses et cancéreuses du col utérin par frottis cervicovaginal reste nécessaire chez toutes les femmes, vaccinées ou non 5

En effet, 30 % des cancers du col de l'utérus sont liés à d'autres types d'HPV que ceux ciblés par le vaccin 2

L'utilisation du préservatif participe à la prévention de toutes les maladies sexuellement transmissibles, dont les HPV 3

Question n° 4 — 10 points

Prévention primaire :
- intervention destinée à diminuer l'incidence d'une maladie dans une population .. 3
- action s'y rattachant : la vaccination ... 2

Prévention secondaire :
- intervention destinée à diminuer la prévalence d'une maladie dans la population 3
- action s'y rattachant : le dépistage par frottis ... 2

Question n° 5 — 15 points

Le dépistage du **cancer du sein** repose sur la réalisation gratuite d'une mammographie tous les 2 ans ... 3

Cet examen comporte 2 clichés (incidence de face et de profil) et est interprété après double lecture (par 2 radiologues) ... 2

Le dépistage organisé est mis en place chez toutes les femmes de 50 à 74 ans ... 5

Le dépistage individualisé est proposé avant 50 ans, en cas de facteur de risque à rechercher systématiquement à l'interrogatoire ... 5

Question n° 6 — 15 points

Les principaux **facteurs de risque de cancer du sein** à rechercher sont :
- antécédents familiaux de cancer du sein de 1er et 2e degré ... 1
- âge $>$ 50 ans ... 1
- mastopathies (hyperplasies atypiques, carcinome lobaire *in situ*) ... 1
- âge des premières règles $<$ 12 ans ... 1
- âge de la ménopause $>$ 55 ans ... 1
- âge de la première grossesse $>$ 30 ans ... 1

Comme Mme Hilton présente l'un de ces facteurs de risque (31 ans lors de sa 1re grossesse), un dépistage individualisé s'impose : ... 5
- une mammographie doit être prescrite à Mme Hilton ... 3
- une date de consultation doit être fixée pour en discuter les résultats avec la patiente ... 1

OBJECTIFS PÉDAGOGIQUES

N° 8 : Certificats médicaux. Décès et législation. Prélèvements d'organes et législation.
N° 76 : Vaccinations : bases immunologiques, indications, efficacité, complications.
N° 111 : Sport et santé. Aptitude aux sports chez l'enfant et chez l'adulte. Besoins nutritionnels chez le sportif.
N° 139 : Facteurs de risque, prévention et dépistage des cancers.

DIFFICULTÉ

2 LIONS/3

Cas clinique transversal n°6

Une femme de 38 ans vous consulte pour des douleurs des doigts et des orteils apparus depuis 9 mois et s'aggravant progressivement. Les antécédents de cette fumeuse comportent des migraines actuellement non traitées. Les douleurs, qui ont débuté aux mains, sont bilatérales, déclenchées par le froid. Elles s'accompagnent d'une modification de la couleur des dix doigts qui deviennent successivement blancs, puis bleutés et lui semblent « morts ».

Questions

Question n°1 : À quoi correspond l'acrosyndrome décrit par la patiente ? Quels sont les mécanismes responsables des différentes phases qui le composent habituellement ?

Question n°2 : Quelles grandes classes étiologies évoquez-vous devant ce syndrome ?

Question n°3 : Quelle est la plus fréquente des étiologies de ce syndrome ? Quels sont les éléments qui vous permettraient de suspecter cette étiologie ?

Question n°4 : En l'absence d'autres éléments d'orientation à l'examen clinique ou à l'interrogatoire, réalisez-vous un bilan devant ce tableau ? Si oui lequel ? Justifiez votre réponse.

Question n°5 : À l'examen, les doigts des mains sont légèrement boudinés. Sur leur face dorsale, la peau se laisse difficilement plisser. Les pulpes digitales sont le siège de cicatrices atrophiques (*figure 1*). Des télangiectasies sont présentes sur les paumes (*figure 2)* et le visage où elles s'associent à des ridules péribuccales. La peau des bras et du tronc est également épaisse, dure à plisser, poïkilodermique, sèche et prurigineuse. Quelle pathologie suspectez-vous ? Justifiez.

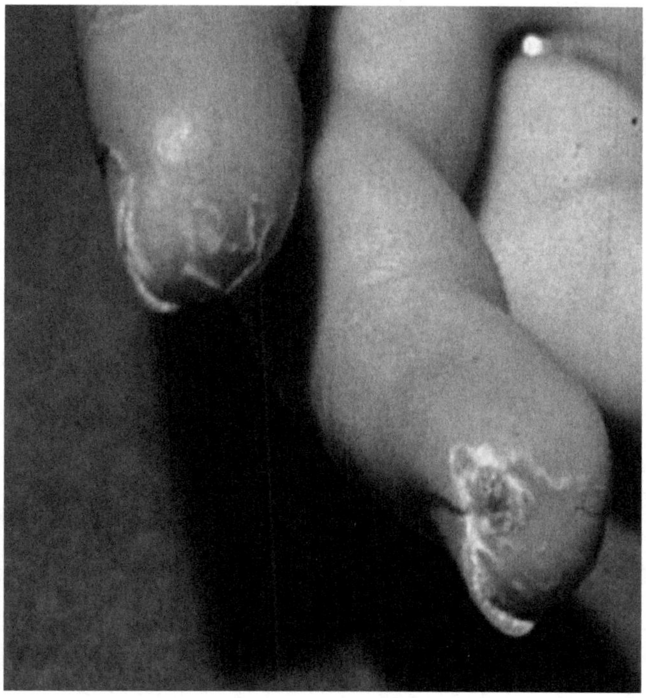

Figure 1.

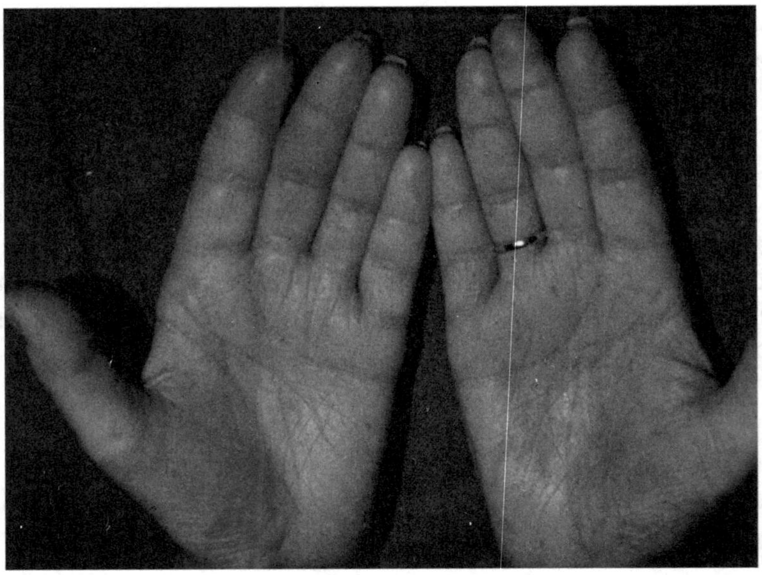

Figure 2.

Question n°6 : Quelles anomalies des examens de débrouillage, que vous avez citées à la question 3, viendraient étayer ce diagnostic ?

Question n°7 : La patiente signale également une toux sèche non productive et un léger essoufflement lors de l'ascension des escaliers jusqu'à son logement du troisième étage. L'auscultation pulmonaire met en évidence des râles crépitants fins prédominant aux bases, reproduisant le bruit du Velcro®. Quels sont les deux principaux mécanismes susceptibles d'expliquer une dyspnée d'effort chez cette patiente ? Quel est ici le plus probable ? Justifiez. Quelles explorations complémentaires envisagez-vous de faire réaliser pour explorer cette atteinte pulmonaire ?

Question n°8 : Quelles mesures médico-sociales complémentaires envisagez-vous ? Quelles expositions professionnelles recherchez-vous ?

Question n°9 : Quels sont les principes de la prise en charge thérapeutique de l'acrosyndrome de la patiente ?

Réponses

Question n°1 — 8 points

Il s'agit d'un phénomène de Raynaud (PR) 2

La phase **syncopale** ou « blanche » est due à un arrêt brutal et transitoire de la circulation artérielle digitale (vasoconstriction digitale + occlusions des sphincters précapillaires). Elle dure quelques minutes et peu rarement atteindre 1 heure 2

La phase asphyxique ou « bleue » ou **cyanique** est due au ralentissement du courant veinulaire. Elle s'accompagne de dysesthésies, est inconstante et dure de quelques minutes à 30 minutes 2

La dernière phase est « rouge » ou **hyperhémique** ou érythermalgique : il s'agit d'une phase réactionnelle avec vasodilatation artérielle et ouverture du lit capillaire vasculaire 2

Question n°2 — 10 points

PR primitif, ou idiopathique « maladie de Raynaud » 1

Causes toxiques 1

Causes médicamenteuses 1

Connectivites : dans la majorité des cas, il s'agit d'une sclérodermie systémique 1

Vascularites : Horton, Takayashu, PAN, Wegener, cryoglobulinémie, maladie des agglutinines froides 1

Artériopathies oblitérantes : artérite digitale, maladie de Buerger, maladie des engins vibrants, etc. 1

Anomalies vasculaires : maladie du marteau, anomalies de l'artère sous-clavière 1

Causes endocriniennes : signes d'hypothyroïdie ou d'acromégalie 1

Causes hématologiques : syndrome myéloprolifératif 1

Causes néoplasiques 1

Question n°3 — 12 points

Le plus fréquent des PR est le **PR idiopathique** 2

Les éléments en faveur d'un PR primitif ou idiopathique sont :

- femme jeune 1
- autres manifestations d'hypersensibilité au froid (engelures, acrocyanose) 1
- antécédents familiaux de PR 1
- antécédents personnels de migraines 1
- absence d'éléments pour une autre étiologie 1
- évolution ancienne, supérieure à 2 ans 1
- crises dues au froid et lors d'émotion 1
- bilatéralité 1
- pas de gangrène 1
- respect des pouces 1

Question n°4

12 points

Il s'agit :
- d'un phénomène de Raynaud d'apparition récente 1
- atteignant les dix doigts 1
- chez une femme de plus de 35 ans 1

Ces éléments ne permettent pas de retenir un diagnostic de PR primitif et il faut donc faire un bilan étiologique minimum à la recherche d'un PR secondaire (cause hématologique ou connectivite débutante) 1

Ce bilan comporte :
- capillaroscopie périunguéale 2
- ANCA (dont anticentromères, anti-Scl70) 2
- RP et radiographies des mains 2
- NFP 2

Question n°5

10 points

Une **sclérodermie systémique** car :
- femme (8 cas sur 10) de 38 ans (âge moyen de début 42 ans) 3
- acrosclérose 2
- plis radiaires péribuccaux 1
- Raynaud touchant les pouces 2
- télangiectasies 1
- sclérose du tronc 1

Question n°6

10 points

Capillaroscopie périunguéale :
- mégacapillaires 1
- hémorragies 1
- réduction des anses capillaires 1

ANCA :
- positifs 1
- avec anticorps anticentromères ou plus probablement ici Ac anti-Scl70 positifs .. 1

RP :
- signes de fibrose 1

Radiographies des mains :
- calcinose 1
- résorption en houppe des dernières phalanges, ostéolyse 1
- épaississement des parties molles 1

NFP :
- encore normale à ce stade précoce (ultérieurement, anomalies en rapport avec des troubles de l'absorption digestive, ou une insuffisance rénale) 1

Question n°7

14 points

Une **fibrose interstitielle diffuse** est ici la plus probable devant la présence de râles crépitants fins aux bases 2

Cette dyspnée pourrait également résulter d'une **hypertension artérielle pulmonaire**, qui peut être une conséquence de la fibrose pulmonaire mais qui peut aussi être « primitive », par atteinte de l'artère pulmonaire. L'HTAP est définie par une pression artérielle pulmonaire moyenne supérieure à 25 mmHg au repos et à 30 mmHg à l'effort 2

Une **péricardite** pourrait également être responsable d'un tableau de dyspnée, mais d'autres signes d'accompagnement seraient présents 2

Explorations :
- radiographie pulmonaire *(épaississement des cloisons pulmonaires, dilatation des bronches, etc.)* 1
- épreuves fonctionnelles respiratoires (EFR) 1
- avec mesure de la diffusion de l'oxyde de carbone (DLCO) 1
- TDM pulmonaire en haute résolution en coupes millimétriques 1
- Test à la marche de 6 minutes 1
- ECG 1
- écho-doppler cardiaque *(vérifier le péricarde, évaluer les paramètres de remplissage et de contraction du cœur, et mesurer la pression artérielle pulmonaire)* 1
- cathéterisme cardiaque droit 1

Question n°8

12 points

Arrêt de travail 2

Discussion ALD/100 % 2

Information de la patiente 2

Le cas échéant, il faut faire une déclaration comme maladie professionnelle 2

Sclérodermies professionnelles :
- exposition à la silice (mineurs, sculpteurs, polisseurs, graveurs sur pierre) 1
- professions dentaires (dentiste, prothésiste) 1
- exposition aux résines époxy (industrie chimique, aéronautique, dentaire) 1
- exposition aux solvants organiques 1

Question n°9

12 points

Protéger les mains, les pieds et le corps entier contre le froid humide (gants, chaussettes...) 2

Arrêt du tabac +++ 2

Désinfection et pansement protecteur devant toute ulcération 2

Cure thermale *(Au travers de la dilatation des vaisseaux par le gaz thermal : CO_2)* 2

Éliminer les bêtabloquants ou les dérivés de l'ergot de seigle (migraine) 2

Médicaments vasodilatateurs : calcium-bloquants, perfusions d'iloprost (pour les formes sévères avec ulcérations digitales) 2

RÉFÉRENCES

Cours du CEDEF (Collège des enseignants en dermatologie de France).
http://sfdermato.actu.com/cedef/dcem.php

OBJECTIFS PÉDAGOGIQUES

Objectif principal :

N° 327 : Phénomène de Raynaud. Devant un phénomène de Raynaud, argumenter les principales hypothèses diagnostiques et justifier les examens complémentaires pertinents.

Objectifs secondaires :

N° 198 : Dyspnée aiguë et chronique. Diagnostiquer une dyspnée aiguë et chronique. Identifier les situations d'urgence et planifier leur prise en charge.

N° 254 : Insuffisance respiratoire chronique. Diagnostiquer une insuffisance respiratoire chronique. Identifier les situations d'urgence et planifier leur prise en charge. Argumenter l'attitude thérapeutique et planifier le suivi du patient.

N° 336 : Toux chez l'enfant et chez l'adulte (avec le traitement). Devant une toux chez l'enfant et chez l'adulte, argumenter les principales hypothèses diagnostiques et justifier les examens complémentaires pertinents.

DIFFICULTÉ

3 LIONS/3

Cas clinique transversal n°7

Un homme de 83 ans est hospitalisé pour des troubles de la marche. Dans les ATCD, on note : une HTA essentielle traitée par nifédipine (Adalate LP®), une séquelle d'infarctus du myocarde traitée par 1 patch à 10 mg de trinitrine et 250 mg d'aspirine par jour, une dépression récente traitée par 20 mg de paroxétine (Déroxat®) par jour et une cataracte bilatérale non opérée avec acuité visuelle de loin estimée à 1/10e.

L'interrogatoire retrouve la notion de difficulté à la marche évoluant progressivement depuis 1 an, avec une tendance rétropulsive responsable de 3 épisodes de chutes sans perte de connaissance dans les 4 derniers mois. Le patient se plaint par ailleurs de troubles mictionnels à type de pollakiurie et miction impérieuse. L'entourage signale que la symptomatologie est variable dans le temps.

L'examen clinique retrouve un pouls à 80/min, une PA à 170/90 mmHg et une température à 37,2 °C. L'examen cardiovasculaire ne note qu'un discret souffle carotidien gauche. L'examen pleuropulmonaire et abdominal est normal. Le TR trouve une prostate modérément augmentée de volume. L'examen neurologique note un aspect apathique, presque indifférent, avec un ralentissement intellectuel, des difficultés d'attention et du raisonnement. Il existe aussi des troubles de la mémoire portant sur les faits récents corrigés par l'indiçage. Il n'y a pas de céphalée. La démarche est hésitante, instable, avec un certain degré d'élargissement du polygone de sustentation. Les ROT sont vifs et symétriques. Il n'y a pas de signe cérébelleux ou vestibulaire, ni de déficit sensitivomoteur, ni de syndrome extrapyramidal. Le bilan biologique est normal.

QUESTIONS

Question n°1 : Quel diagnostic étiologique évoquez-vous ? Sur quels arguments ?

Question n°2 : Quels sont les deux autres diagnostics à évoquer ?

Question n°3 : Quels examens complémentaires demandez-vous ? Justifiez.

Question n°4 : Que devez-vous faire préciser par l'interrogatoire ?

Question n°5 : Quelle est votre attitude thérapeutique à court terme si les examens complémentaires argumentent votre diagnostic ?

Question n°6 : Au décours de votre attitude thérapeutique, le patient est très nettement amélioré. Il désire rentrer à domicile rapidement, sachant qu'il vit seul dans un appartement. Quelles mesures devez-vous prendre pour ce retour à domicile ?

RÉPONSES

Question n°1 — 20 points

Hydrocéphalie à pression normale du sujet âgé :	5
- installation progressive des troubles	2
- triade clinique associant des troubles :	3
• de la marche	1
• sphinctériens	1
• cognitifs dont le profil évoque un dysfonctionnement frontal sur les arguments suivants : bradypsychie, apathie, troubles de la mémoire épisodique avec rappel amélioré par l'indiçage	3
- troubles moteurs au premier plan	2
- fluctuation des troubles	2
- pas d'argument pour un autre diagnostic	1

Question n°2 — 10 points

Encéphalopathie vasculaire	5
Syndrome extrapyramidal neurodégénératif : maladie de Parkinson et syndromes parkinsoniens	5

Question n°3 — 30 points

Scanner cérébral pour :	5
• confirmer la dilatation du système ventriculaire et ainsi éliminer un autre diagnostic	2
• préciser son type (tri ou tétraventriculaire), afin de déterminer la nature du geste thérapeutique réalisé	2
• rechercher des arguments, autres que la dilatation ventriculaire, en faveur de l'HPN : résorption transépendymaire du LCR au niveau des cornes ventriculaires	2
• l'absence ou la présence d'une atrophie cortico-sous-corticale discrète	2
Un bilan neuropsychologique pour :	5
• affirmer, apprécier la nature et l'importance du déclin cognitif	2
• avoir un examen de référence avant la ponction lombaire, afin d'apprécier la réversibilité du déclin cognitif	2
Un FO : pour éliminer des signes HIC en cas de ponction lombaire	2
Un écho-Doppler artériel des vaisseaux du cou en raison de la présence d'un souffle carotidien gauche et du terrain vasculaire devant faire rechercher un athérome carotidien plus ou moins sténosant	3
BU et ECBU si BU positive : pollakiurie devant faire éliminer une infection urinaire	3

Question n°4 — 5 points

Rechercher des arguments pour une **HPN secondaire** liée à :	1
• un traumatisme crânien	1
• une hémorragie méningée	1
• une méningite	1
• une intervention neurochirurgicale	1

Question n°5 — 15 points

Réalisation d'une **ponction lombaire évacuatrice** avec retrait de 50 mL de LCR après vérification du bilan de coagulation	5
Réalisation d'un **MMS** pour quantifier l'importance des troubles cognitifs	5
Comptage du nombre de pas réalisés sur une distance préétablie avant la PL pour pouvoir apprécier l'efficacité sur la marche du retrait de LCR	3
Arrêt de l'aspirine 6 jours auparavant	2

Question n°6 — 20 points

Détermination d'un **plan de soin médico-social adapté** au patient et à son environnement pour assurer une continuité et une coordination de la prise en charge à domicile avec :	5
• intervention quotidienne programmable d'un ou de plusieurs professionnels de la santé (IDE, aide-ménagère, auxiliaire de vie, portage des repas)	3
• contrôle de la prise médicamenteuse	2
• visites de suivi périodique par un médecin	2
• évaluation de la situation sociofamiliale par une assistante sociale pour faciliter la mise à disposition d'aide financière en fonction des revenus du patient	3
Consultation de suivi pour apprécier l'évolution des troubles et, si nécessaire, en cas de dégradation clinique, proposer une dérivation ventriculaire	5

OBJECTIFS PÉDAGOGIQUES

Objectif principal :

N° 62 : Diagnostiquer les troubles de la marche et de l'équilibre chez le sujet âgé.

DIFFICULTÉ

2 LIONS/3

Cas clinique transversal n°8

Une fillette de 3 ans est amenée aux urgences par les sapeurs pompiers car elle a été brûlée par une casserole d'eau bouillante sur le bras droit, le torse et le dos.

À l'arrivée aux urgences, la fillette est consciente mais prostrée. La pression artérielle est à 102/42 mmHg, la fréquence cardiaque à 143 bpm, la SpO_2 à 98 %.

La fillette pèse 12 kg et n'a pas d'antécédents particuliers en dehors d'une chirurgie de l'avant-bras droit pour fracture.

Questions

Question n°1 : Par quels moyens pouvez-vous évaluer la douleur d'une enfant de 3 ans ?

Question n°2 : Vous souhaitez examiner l'enfant pour évaluer le degré des brûlures et faire les premiers pansements. Quels antalgiques allez-vous utiliser et à quelles posologies ?

Question n°3 : L'examen de l'enfant montre :

- plusieurs zones de nécrose cutanée, indolores, sur toute la face antérieure du tronc ;
- une brûlure circulaire du membre supérieur droit à fond rouge, saignant, très douloureuse au contact ;
- une peau rouge et douloureuse avec des phlyctènes au niveau du dos.

À combien évaluez-vous la surface et la profondeur des brûlures ? Donnez la définition des différents degrés de brûlure.

Question n°4 : La mère de l'enfant vous demande le pronostic de sa fille, et les séquelles possibles. Que lui répondez-vous ?

Question n°5 : Quelles sont vos prescriptions pour les 24 premières heures, sans le traitement antalgique ?

Question n°6 : Concernant le traitement antalgique, vous choisissez du paracétamol et de la morphine par voie intraveineuse. Donnez les posologies et la fréquence d'administration utilisables chez cette enfant. Quelles précautions particulières prenez-vous ?

Question n°7 : La radiographie thoracique réalisée le lendemain de l'admission montre des fractures des arcs postérieurs des 7e et 8e côtes gauches, non signalées par les parents, sans cal. Que suspectez-vous, et quelle attitude en découle ?

Question n°8 : Quatre jours après son admission, l'état de l'enfant est stable. Vous décidez de reprendre une alimentation orale et de continuer le traitement antalgique par voie orale. La consommation de morphine IV sur les dernières 24 heures a été de 12 mg. Quelles sont vos prescriptions ? Donnez les équivalences de doses selon les voies d'administration de la morphine.

Question n°9 : Quels sont les effets secondaires que l'on peut attendre lors d'un traitement par morphiniques ? Que faire pour les prévenir ou les traiter ?

Question n°10 : Au cinquième jour, l'infirmière vous appelle en urgence, car la fillette est très somnolente et transpirante. Quelles sont les deux étiologies principales à évoquer ?

Réponses

Question n° 1 — 10 points

Évaluation de la douleur chez l'enfant :	
- question : « As-tu mal ? »	1
- échelle visuelle analogique	1
- planche des visages	1,5
- dessin du bonhomme	1,5
- échelles d'observation :	0,5
• signes directs de la douleur	0,5
• atonie psychomotrice	0,5
• anxiété	0,5
• nervosité	0,5
• irritabilité	0,5
• agressivité	0,5
• pleurs	0,5
Échelle CHEOPS pour la période postopératoire	1

Question n° 2 — 5 points

MEOPA (mélange équimolaire oxygène-protoxyde d'azote) :	1
• Kalinox®	0,5
• inhalation par masque	1
• permet une analgésie de surface	0,5
• indications : VVP, ponction lombaire, biopsies, pansements douloureux, réduction de fracture, ablation de drains...	1
Chlorhydrate de morphine IV : titration par bolus, de 20 à 50 μg/kg	1

Question n° 3 — 13 points

Échelle adulte un peu fausse car surreprésentation de la tête chez l'enfant	1
Se référer aux tables de Berkow ou de Lund	0,5
Surface :	
• tronc : environ 10 %	1
• membre supérieur : 9 %	1
• dos : 10 %	1
Total : environ 30 %	1
Profondeur :	
• face antérieure du tronc : 3e degré car peau noire avec nécrose cutanée indolore	1
• membre supérieur : 2e degré profond, car fond rouge, saignant et douloureux	1
• dos : 2e degré superficiel car peau rouge et douloureuse avec phlyctènes	1
Degré des brûlures :	
- 1er = ne dépasse pas la couche cornée de l'épiderme ; érythème douloureux	1
- 2e = passe dans le derme :	0,5
• superficiel : destruction de la totalité de l'épiderme, la membrane basale est partiellement respectée ; peau rouge, douloureuse avec des phlyctènes	1
• profond : destruction de l'épiderme et du derme superficiel, le derme profond et les annexes épithéliales sont respectés ; fond rouge, saignant et douloureux	1
- 3e = destruction totale du derme ; peau noire et insensible (nécrose cutanée indolore)	1

Calcul de la surface brûlée chez les enfants
Règle des 9 de Wallace, applicable après 10 ans.
Pour les enfants de moins de 10 ans :
- tête = 9 + (10 - âge) ;
- membres inférieurs = 36 - (10 - âge).

Question n° 4 — 12 points

Pronostic vital non engagé en dehors de complications graves, mais brûlure grave (supérieure à 20 %) 1

À court terme :

- risque infectieux (surinfection des brûlures, infection urinaire, infection sur VVP) 1
- hypothermie 1
- troubles digestifs (iléus paralytique, diarrhées, ulcère) 1
- troubles métaboliques (hypercatabolisme, dénutrition) 1
- retard de cicatrisation 1

Séquelles :

- pronostic fonctionnel réservé (atteinte main et plis de flexion du membre supérieur droit) 2
- séquelles articulaires (raideurs, ostéomes) 1
- séquelles cutanées (rétraction cicatricielle, attitude vicieuse) 1
- troubles de la cicatrisation (hypersensibilité au froid) 1
- troubles psychologiques 1

Indice de Baux mal adapté chez l'enfant en bas âge. Préférer le score UBS (Unité de brûlure standard) = surface brûlée (SB) totale + 3 (SB 3e degré) :
- 180 UBS = 50 % de décès ;
- bénigne = 0 à 50 UBS ;
- moyenne = 50 à 100 UBS ;
- sévère = 100 à 150 UBS ;
- gravissime > 150 UBS.

Question n° 5 — 20 points

Hospitalisation en service de réanimation spécialisé dans la prise en charge des brûlés 0,5

Scope ECG, SpO_2, PNI 0,25

Sonde urinaire 0,5

Voie veineuse périphérique 0,5

Rééquilibration hydroélectrolytique, avec **remplissage** suffisant compte tenu de l'étendue des brûlures : 0,25

- compensation des pertes liées aux brûlures, estimée par la **règle de Parkland** : ... 2
  perfusion de Ringer lactate : 4 mL/kg/% surface brûlée pour les 24 premières heures 2
- compensation des besoins de base et liés au jeûne, en fonction du poids de l'enfant : 1
  perfusion de soluté glucosé 0,5

Surveillance du pH urinaire, et bicarbonate de sodium à 1,4 % pour pHu > 7 1

Traitement local : 0,5

- nettoyage par bain 1
- excision phlyctènes et nécrose 1
- pansement : 1re couche grasse antiseptique, gaze vaselinée, 2e couche pansement sec 1

Incisions de décharge du membre supérieur droit car brûlure circulaire 2

Analgésie

Surveillance :

- clinique (pouls, tension, température, conscience, SpO_2, fréquence respiratoire, diurèse, douleur, pouls au membre supérieur droit) 0,5
- paraclinique (groupage, ACI, NFP, ionogramme sanguin, créatinine, protidémie, bilan hépatique, coagulation, lactates) 0,5

Prélèvements bactériologiques pour établir une carte bactérienne	1
Pas d'HBPM, pas d'antibiotiques	2
Prophylaxie antitétanique	1
Réchauffement externe passif : atmosphère chauffée	1

Question n° 6

5 points

Paracétamol : 15 mg/kg/6 h, soit 180 mg/6 h	1
Chlorhydrate de morphine IV :	0,5
• possibilité de PCA gérée par les infirmières : titration 20 à 50 µg/kg	0,5
• ou 0,3 mg/kg/24 h en continu ou en 6 injections IVL	0,5
• posologie maximale : 1 mg/kg	0,5
Précautions :	
• antidote morphinique : naloxone, préparée dans la chambre	0,5
• surveillance SpO_2 et fréquence respiratoire	0,5
• prévention de la constipation	0,5
• prévention des nausées	0,5

Question n° 7

10 points

Suspicion de maltraitance, sévices à enfant, devant :	2
• petit poids pour l'âge : retard de croissance	1
• brûlure de circonstances suspectes	1
• plusieurs fractures, dont fractures de côtes passées inaperçues	1
Confirmation du diagnostic par :	
- radiographies des membres pour rechercher :	0,5
• une fracture ancienne	0,5
• des décollements épiphysaires	0,5
• des lésions du cartilage de conjugaison	0,5
- fond d'œil	0,5
- tomodensitométrie cérébrale	0,5
- multiplicité des marques traumatiques	0,5
- discordance du discours des parents	0,5
Signalement aux autorités judiciaires ou administratives	1

Question n° 8

7 points

Paracétamol *per os* : 15 mg/kg/6 h (dose kg/6 h)	1
Morphine buvable (AMM 6 mois) :	0,5
• 12 mg IV correspondent à 36 mg *per os*	0,5
• à prendre toutes les 4 h (6 prises au total)	0,5
• soit 6 mg toutes les 4 h	0,5
Voie orale = 1 :	
• voie sous-cutanée = 1/2	1
• voie IV = 1/3	1
• voie péridurale = 1/10	1
• voie intrathécale = 1/50 à 1/200	1

Question n° 9

10 points

Effets secondaires :	
• troubles digestifs : constipation, nausées, vomissements	1
• troubles neuropsychiques : somnolence, sédation, confusion, vertiges	1
• dépression respiratoire et cardiovasculaire en cas de surdosage (myosis, hypotension, bradycardie, hypothermie et coma)	1
• effet toxicomanogène : dépendance physique et psychique, accoutumance si usage détourné	1
• rétention biliaire et prostatique	1
• bronchoconstriction	1
• myosis	1
Précautions :	
• prévention constipation : régime + laxatifs oraux ou rectaux si échec	0,5
• interdiction de prise d'alcool : potentialisation des effets secondaires	0,5
• préventions vomissements : traitement antiémétique	0,5
• éviter le syndrome de sevrage par diminution progressive des doses	0,5
• naloxone en cas de surdosage	1

Question n° 10

8 points

Surdosage en morphine	1,5
Choc septique	2
Surdosage morphinique :	
• myosis	0,5
• dépression respiratoire	0,5
• rechercher une erreur de prescription ou d'administration	0,5
• réponse positive à la naloxone	0,5
Choc septique :	
• hypotension	0,5
• tachycardie	0,5
• marbrures	0,5
• hyper ou hypothermie	0,5
• absence d'efficacité de la naloxone	0,5

RÉFÉRENCES

Brûlures graves de l'enfant.
Conférences d'actualisation – SFAR, 1997.

OBJECTIFS PÉDAGOGIQUES

Objectif principal
N°201 : Évaluation de la gravité et recherche des complications précoces chez un brûlé.

Objectifs secondaires
N°37 : Maltraitance et enfants en danger. Protection maternelle et infantile.
N°66 : Thérapeutiques antalgiques, médicamenteuses et non médicamenteuses.
N°68 : Douleur chez l'enfant : sédation et traitements antalgiques.

DIFFICULTÉ

3 LIONS/3

Cas clinique transversal n°9

Madame Stéphanie B., âgée de 21 ans, vous consulte pour un purpura diffus apparu spontanément il y a 24 heures. À l'examen clinique, vous retrouvez deux bulles hémorragiques intrabuccales. La patiente n'a aucun antécédent hémorragique personnel ou familial. Elle ne prend aucun médicament. Son médecin traitant a demandé une NF-plaquettes qui a montré une thrombopénie à 21 000 G/L.

Questions

Question n°1 : Devant tout purpura, quel est le signe clinique à rechercher systématiquement ?

Question n°2 : Quelles sont les principales étiologies de purpura ?

Question n°3 : Si la patiente était fébrile, quels seraient les diagnostics principaux à évoquer ?

Question n°4 : La patiente n'a pas de fièvre, l'examen clinique est sans particularité. Quels sont les deux examens à demander en urgence ? Quel est le bilan biologique de première intention ?

Question n°5 : L'ensemble de ces examens revient négatif, sauf la numération plaquettaire qui confirme une thrombopénie à 18 000 G/L. Quel est le diagnostic le plus probable ?

Question n°6 : Quelle est la conduite à tenir ?

Question n°7 : La patiente fait une rechute 3 mois plus tard à l'arrêt de la corticothérapie. Les immunoglobulines polyvalentes n'ont pas montré une efficacité durable puisqu'elle a fait 2 rechutes dans l'année. Quelle est votre attitude thérapeutique ?

Réponses

Question n° 1 — 8 points

Fièvre	8

Question n° 2 — 16 points

Thrombopénies périphériques :	2
• PTAI	1
• hypersplénisme	1
• hémodilution, transfusion massive de CGR	1
• CIVD	1
• purpura thrombotique thrombocytopénique	1
• purpura postinfectieux	1
• maladies systémiques	1
Thrombopénies centrales :	2
• atteinte infiltrative maligne de la moelle	1
• irradiation, chimiothérapie anticancéreuse	1
• thrombopénies constitutionnelles	1
• médicaments	1
• intoxication alcoolique aiguë	1

Question n° 3 — 16 points

Purpura fulminans	8
Paludisme	2
Pancytopénie avec syndrome infectieux	2
Endocardite infectieuse	2
Infections virales : VIH, VHB, VHC	2

Question n° 4 — 12 points

Myélogramme	4
Fond d'œil	4
Bilan biologique :	
• NF-plaquettes	2
• TCA, TP, fibrinogène, PDF	2

Question n° 5 — 8 points

Purpura thrombopénique auto-immun	8

Question n° 6 — 20 points

Hospitalisation **en urgence**	2
Proscrire tout geste invasif	2
Pas de médicaments interférant sur l'hémostase	2
Corticothérapie par voie orale à la dose de 1 mg/kg/j	10
Mesures associées : protection gastrique, supplémentation en calcium/vitamine D3 et régime hyposodé, pauvre en glucides	1 × 4

Question n° 7	20 points
Traitement par **anticorps anti-CD20** (Rituximab®)	5
ou **splénectomie**	5
Avec les **précautions suivantes** :	
• vaccinations anti-pneumocoque	4
• et anti-VHB avant l'opération	1
• corriger si nécessaire la numération plaquettaire pour la chirurgie	1
• antibiothérapie au long cours par oracilline pendant au moins 2 ans	4

OBJECTIFS PÉDAGOGIQUES

Objectif principal
N° 330 : Purpuras chez l'enfant et chez l'adulte.

Objectif secondaire
N° 335 : Thrombopénie.

DIFFICULTÉ

1 LION/3

Cas clinique transversal n°10

Madame F., 55 ans, est suivie depuis 10 ans pour une anémie, pour laquelle elle reçoit une injection mensuelle de vitamine B12.

Elle consulte son médecin traitant prématurément car elle ressent depuis quelques semaines une altération de l'état général, une baisse de l'appétit et elle a maigri de 3 kg.

Elle dit ressentir des crampes épigastriques, sans horaire particulier. Elle a parfois un peu de fièvre le soir.

À l'examen, elle présente une pâleur cutanéomuqueuse. L'abdomen est souple et retrouve dans la région sus-pubienne une plaque cutanée hyperpigmentée à type de végétation rugueuse et épaissie de 2,5 cm de longueur *(figure 1)*.

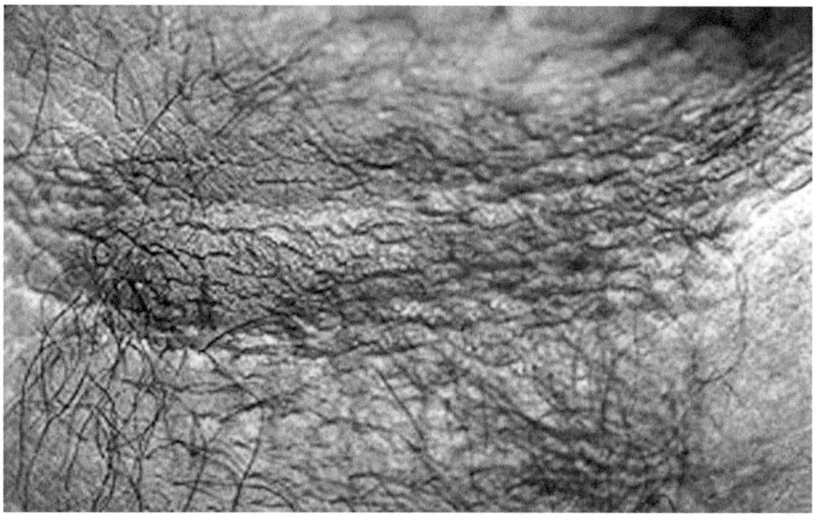

Figure 1.

Questions

Question n°1 : Quel est le diagnostic le plus probable ? Sur quels arguments ?

Question n°2 : Quels sont les facteurs de risque reconnus dans cette pathologie ?

Question n°3 : Comment affirmez-vous le diagnostic ?

Question n°4 : À l'issue du bilan d'extension, la tumeur est considérée comme curable. Décrivez les différentes modalités du traitement.

Question n°5 : La patiente a des suites thérapeutiques immédiates simples. Quel(s) type(s) de surveillance ce traitement implique-t-il ?

Question n°6 : Après une amélioration symptomatique initiale, la patiente vous consulte à nouveau en urgence car elle présente des épisodes de malaises, sans perte de connaissance, avec sueurs. Ces malaises apparaissent souvent en fin de matinée ou en fin d'après-midi. Quel(s) diagnostic(s) évoquez-vous ? Quel(s) examen(s) permet(tent) de le(s) confirmer ?

Réponses

Question n°1 — 20 points

Diagnostic

Cancer de l'estomac* : 5
- sur gastrite atrophique 2
- lié à une anémie de Biermer 2
- (traitée par injection mensuelle de vitamine B12)

Arguments

Terrain : antécédent de maladie de Biermer depuis 10 ans (*a priori* non surveillée) 2

Clinique :

- douleurs épigastriques atypiques 2
- altération de l'état général (anorexie, amaigrissement) 2
- aggravation de l'anémie 1
- syndrome paranéoplasique : 1
  - fièvre vespérale 1
  - acanthosis nigricans 2

** 0 à la question si autre diagnostic. Autre réponse acceptée : adénocarcinome de l'estomac.*

Une gastroscopie annuelle est préconisée en cas d'anémie de Biermer (augmentation du risque relatif d'adénocarcinome gastrique et de tumeur carcinoïde de l'estomac).

L'acanthosis nigricans est une dermatose rare, caractérisée par des plaques pigmentées, noirâtres, verruqueuses ou papillomateuses, parcourues de sillons, et par sa topographie, souvent symétrique au niveau des plis (cou, aisselles, aines). Il peut apparaître dès la naissance dans le cadre d'une affection nævique parfois familiale, se développer dans le cadre d'endocrinopathies associées à un hyperinsulinisme (obésité, hypercortisolisme, diabète de type II) ou être d'origine médicamenteuse (acide nicotinique, stilbestrol).

L'apparition d'un acanthosis nigricans rapidement progressif vers 40 ans, surtout s'il est associé à une altération de l'état général ou une atteinte muqueuse, doit faire rechercher un cancer digestif (estomac) dans le cadre d'un syndrome paranéoplasique.

Question n°2 — 20 points

Facteurs alimentaires : 1

- à risque :
  - aliments conservés par salage ou fumage 1
  - aliments riches en nitrates, sols volcaniques, riches en tourbe 1
- protecteurs :
  - fruits et légumes frais ou surgelés (++ ail, oignon, choux frisé) 1
  - vitamines : A, C, (lycopène)

Addictions :
- tabac 1
- alcool (cancer du cardia)

Facteurs ethniques, familiaux et génétiques :

- origine japonaise, Amérique latine 1
- antécédents familiaux de cancer de l'estomac 1
- (rôle possible d'une mutation de la cadhérine E)
- syndromes familiaux : 2
  - HNPCC 1
  - syndromes polyposiques 1
  - (polypose adénomateuse familiale, syndrome de Peutz-Jeghers, polypose juvénile)
  - « cancers gastriques diffus héréditaires » (mutation de l'anti-oncogène CDH1)
- groupe sanguin A 1

Irritation chronique de la muqueuse gastrique :

- gastrite/ulcère gastrique à *Helicobacter pylori* (84 % des cas) 5
- gastrite atrophique : maladie de Biermer 1
- gastrite hypertrophique de Ménétrier 1
- gastrite des gastrectomisés 1

Pour les adeptes de moyens mnémotechniques : GROUPAGE A = Gastrectomie, Régime (nitrates, aliments salés ou fumés), vOlcans (sols volcaniques, riches en tourbe), Ulcère gastrique, Polyposes, Antécédents familiaux, Gastrite (atrophique, à Helicobacter pylori*, hypertrophique de Ménétrier), Ethnie (Japon, Amérique latine), A (groupe sanguin).*

Le mécanisme physiopathologique commun à de nombreux facteurs de risque est le suivant :

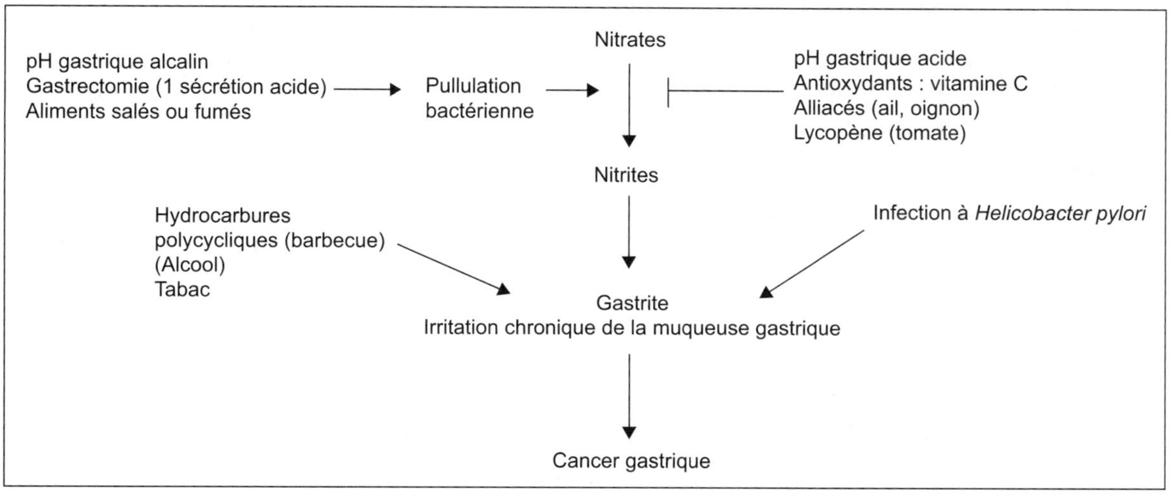

Question n°3 — 10 points

Examen anatomopathologique* 4

de biopsies multiples : 2

- représentant l'ensemble des territoires gastriques
- guidées à la vue
- réalisées lors d'une fibroscopie œsogastroduodénale 3
- avec mesure des distances par rapport aux arcades dentaires et au cardia 1

** 0 à la question si absent.*

Question n°4 — 20 points

Traitement chirurgical* :

- **hospitalisation** en service chirurgical spécialisé 1
- à jeun strict
- abord veineux de gros calibre
- bilan biologique préopératoire (ionogramme, enzymes hépatiques, hémogramme, coagulation)
- bilan prétransfusionnel
- consultation préanesthésique 1
- ECG, RP
- antibioprophylaxie peropératoire
- anesthésie générale 1

- laparotomie 1
- exploration (bilan d'extension locorégional) : 3
- tumeur, chaînes lymphatiques, foie, côlon, pancréas, cavité péritonéale
- exérèse selon les règles carcinologiques 2
- gastrectomie totale ou sub-totale passant à distance de la tumeur, ... 2
- selon localisation et degré d'extirpabilité
- marge de sécurité au moins > 4 cm
- splénectomie discutée dans certaines formes (localement avancées de la grande courbure)
- rétablissement de la continuité digestive 1
- (anastomose terminolatérale en Y)
- omentectomie
- curage ganglionnaire 2
- au moins 15 ganglions
- envoi de l'ensemble des pièces en anatomie pathologique avec examen extemporané des marges de résection 2
- soins intensifs postopératoires

Traitement complémentaire,

en cas d'envahissement ganglionnaire 1

et/ou atteinte de la séreuse : 1

radiochimiothérapie postopératoire** 2

** 0 à la question si absent.*

*** 5 cures de 5-fluorouracile et acide folinique encadrant une radiothérapie de 45 Gy selon le schéma de Mac Donald.*

Chimiothérapie préopératoire discutée dans le cadre d'essais thérapeutiques.

Il s'agit là d'une réponse très détaillée, qui ne sera pas systématiquement exigée par tous les jurys. Bien retenir les différents temps chirurgicaux et l'envoi des pièces en anatomie pathologique.

Question n°5

15 points

Surveillance carcinologique 5

tous les 3 à 6 mois pendant 5 ans (pas de standard) :

- examen clinique 1
- échographie abdominale 1
- ± scanner abdominopelvien

Surveillance de la chirurgie gastrique :

- mesures hygiénodiététiques : 4
- fragmentation des repas, mastication lente et complète, régime normocalorique hyperprotéiné, éviter les boissons gazeuses
- surveillance diététique et nutritionnelle 2
- supplémentation en vitamine B12 à vie 2
- (dans le cas des gastrectomies totales en général, mais systématiquement chez cette patiente atteinte d'une maladie de Biermer)

La forme de récidive la plus fréquente est locale, fréquemment associée à une carcinose péritonéale.

Pour les adeptes de moyens mnémotechniques, complications de la gastrectomie :
GUICHARD = Gastroparésie (syndrome du petit estomac), Ulcère/fistule anastomotique, complications mécaniques, Inefficacité (rechute, récidive), Complications immédiates chirurgicales (splénectomie, occlusion, Hypoglycémie, carences diverses par malabsorption, Afférentes = syndrome de l'anse...), Reflux pancréatobiliaire, Dumping syndrome.

Question n°6

15 points

Hypoglycémies postalimentaires dites fonctionnelles : ... 5
- par *dumping syndrome* ... 1
- liées à un trouble de la cinétique de la digestion des glucides ... 1
- en relation avec la chirurgie gastrique (gastrectomie) ... 1

Ce diagnostic peut être confirmé par la réalisation d'une hyperglycémie provoquée orale sur 5 heures : ... 5
- qui reproduira les symptômes habituellement développés par le patient au moment où une glycémie $\leq$ 0,5 g/L est dosée ... 1
- de façon précoce ... 1

RÉFÉRENCES

Prise en charge des patients atteints d'adénocarcinomes de l'estomac (cancers du cardia, autres types histologiques exclus). Standards, options et recommandations.
Ychou M, Gory-Delabaere G, Blanc P et al. Site éditeur : FNCLCC (Fédération nationale des centres de lutte contre le cancer), 2004.

OBJECTIFS PÉDAGOGIQUES

Objectif principal :
N° 150 : Tumeurs de l'estomac.

Objectifs secondaires :
N° 138 : Cancer : épidémiologie, cancérogenèse, développement tumoral, classification.
N° 139 : Facteurs de risque, prévention et dépistage des cancers.
N° 140 : Diagnostic des cancers : signes d'appel et investigations paracliniques ; stadification ; pronostic.
N° 206 : Hypoglycémie.
N° 209 : Malaise, perte de connaissance, crise comitiale chez l'adulte.
N° 297 : Anémie.

DIFFICULTÉ

3 LIONS/3

Cas clinique transversal n°11

Vous recevez aux urgences une jeune fille de 18 ans, amenée par sa famille, pour un tableau neurologique fébrile avec coma Glasgow 5, sans signe de focalisation. La température est à 41 °C.

La pression artérielle est à 80/50 mmHg, la fréquence cardiaque est à 140 bpm.

La patiente présente une tachypnée superficielle avec SpO_2 à 90 %.

L'interrogatoire de la famille est très difficile compte tenu de la barrière linguistique (origine roumaine), mais on vous dit que cette jeune fille aurait pris presque deux boîtes d'aspirine (environ 35 comprimés) depuis 3 jours pour une rage de dents intense.

Questions

Question n°1 : Quelle est votre attitude thérapeutique initiale ?

Question n°2 : Quels sont les signes cliniques présents chez cette patiente compatibles avec une intoxication à l'aspirine ? Quelles autres manifestations essayez-vous de faire préciser à la famille ?

Question n°3 : Quel bilan paraclinique réalisez-vous en urgence ?

Question n°4 : Vous recevez les premiers résultats des examens demandés :

– NFS :

- globules blancs : 19,90 G/L ;
- globules rouges : 3,66 T/L ;
- hémoglobine : 107 g/L ;
- plaquettes : 82 G/L ;

– ionogramme sanguin :

- sodium : 1 339 mmol/L ;
- potassium : 3,70 mmol/L ;
- chlorures : 112 mmol/L ;
- bicarbonates : 16,0 mmol/L ;
- protéines : 63 g/L ;
- urée : 5,0 mmol/L ;
- créatinine : 85 µmmol/L ;
- glucose : 2,7 mmol/L ;
- albumine : 32 g/L ;
- bilirubine totale : 59 µmmmol/L ;
- bilirubine conjuguée : 44 µmmol/L ;

- ASAT : 7 609 UI/L ;
- ALAT : 6 590 UI/L ;
- phosphatases alcalines : 137 UI/L ;
- γGT : 35 UI/L ;

– bilan de coagulation :

- TAC : 49 s ;
- TP : 10 % ;
- fibrinogène : 1 g/L;
- facteur II : 28 % ;
- facteur V : 11 % ;
- facteur VII : < 10 % ;

– bilan toxicologique :

- salicylémie : négative ;
- paracétamolémie : 293 mg/L.

Le bilan d'imagerie retrouve uniquement une hépatomégalie modérée. Le reste de votre bilan est sans particularité. Quel est votre diagnostic ? Justifiez. Comment adaptez-vous le traitement ?

Question n°5 : Votre traitement a été efficace. Cinq jours après son admission en réanimation, l'état de la patiente est globalement satisfaisant en dehors d'une fièvre oscillant autour de 38,5 °C. Quels examens demandez-vous et pourquoi ?

RÉPONSES

Question n° 1 — 20 points

Urgence médicale	1
Pronostic vital engagé	1
Pose de 2 voies veineuses de bon calibre	1
Intubation orotrachéale*	4
Ventilation mécanique	2
Rééquilibration hydroélectrolytique	1
Traitement de l'hypotension :	
• remplissage vasculaire par des macromolécules	1
• si l'hypotension est réfractaire à l'expansion volémique : amines vasopressives type noradrénaline	1
Lutte contre l'hyperthermie :	
• antipyrétiques	1
• glaçage	1
Antibiothérapie probabiliste, par voie intraveineuse, multiple, synergique, à fortes doses, à bonne diffusion intracérébrale, à débuter immédiatement après les **prélèvements** bactériologiques et la ponction lombaire, sans en attendre les résultats, secondairement adaptée**	4
Antiviral : aciclovir	1
Surveillance :	
• scope ECG, pression artérielle, fréquence cardiaque, SpO_2	0,5
• état de conscience, score de Glasgow, pupilles, diurèse (sondage urinaire)	0,5

0 à la question si pas d'intubation orotrachéale.

** L'intubation orotrachéale et la ventilation mécanique sont ici indiscutables compte tenu de l'état de conscience (score de Glasgow < 8) et de la défaillance ventilatoire associant tachypnée et saturation limite.*

*** Une antibiothérapie large, associant au moins trois molécules différentes, passant la barrière méningée, doit être débutée rapidement dès la réalisation de la ponction lombaire et des hémocultures, dans l'hypothèse d'une méningite bactérienne. Il faudra également associer de l'aciclovir dans l'hypothèse d'une méningoencéphalite herpétique.*

Question n° 2 — 20 points

Les signes présents chez la patiente, compatibles avec une intoxication à l'aspirine, sont :	
• le coma	3
• la dyspnée	3
• l'hyperthermie	3
Les autres signes évocateurs à rechercher sont :	
• des troubles neurosensoriels : céphalées, vertiges, hypoacousie, acouphènes, troubles visuels, convulsions	1 × 7
• des troubles digestifs : épigastralgies, nausées, vomissements, hémorragies digestives mineures	1 × 4

Question n° 3 — 25 points

Bilan biologique :	
• numération-formule sanguine, plaquettes	1
• bilan de coagulation	1
• ionogramme sanguin, urée, créatinine	1

- calcémie 1
- bilan hépatique : ASAT, ALAT, bilirubine totale et conjuguée, γGT, PAL, LDH 1
- amylasémie, lipasémie 1
- vitesse de sédimentation 1
- gaz du sang 1
- β-HCG 1

Hémocultures répétées, aérobies/anaérobies, avant toute antibiothérapie 2

Tomodensitométrie cérébrale sans et avec injection de produit de contraste 4

Tomodensitométrie thoracoabdominopelvienne avec injection de produit de contraste 2

Ponction lombaire 5

Bilan toxicologique : salicylémie et paracétamolémie 2

Bandelette urinaire Phénistix®* 1

** La bandelette urinaire permet une recherche qualitative : elle vire au violet en cas d'intoxication à l'aspirine.*
Dans les cas d'intoxications médicamenteuses, le bilan toxicologique doit être large pour rechercher d'autres toxiques associés (notamment en cas d'intoxication médicamenteuse volontaire).

Question n° 4

25 points

Hépatite aiguë fulminante 5

Par intoxication accidentelle au **paracétamol** 4

Diagnostiquée devant :

- une cytolyse hépatique : 1
  - augmentation des transaminases 1
  - cholestase associée 1
- une insuffisance hépatocellulaire : 1
  - effondrement du complexe prothrombinique 1
  - hypoglycémie 1
  - diminution du fibrinogène 1
- une paracétamolémie élevée 1

On adapte le **traitement** de la manière suivante :

- administration de N-acétylcystéine par voie intraveineuse* 4
- perfusion de plasma frais congelé en raison des troubles majeurs de la coagulation et des risques d'hémorragie 2
- adaptation du traitement antibiotique : antibiothérapie à large spectre, active sur les germes principaux en cause dans les infections de la sphère ORL. Arrêt de l'aciclovir** 1

Si l'évolution clinique est défavorable, on envisagera de recourir à une transplantation hépatique en urgence 1

** La N-acétylcystéine (NAC) est l'antidote du paracétamol. C'est un précurseur du gluthation qui neutralise le métabolite toxique du paracétamol.*
La NAC peut être administrée soit par voie orale (Mucomyst®), soit par voie intraveineuse (Fluimucil®).
La voie orale est utilisée si le patient est conscient, sans risque de fausses routes, et s'il n'a pas reçu au préalable de charbon activé. En effet, l'administration de charbon activé empêche ensuite l'absorption de la NAC par voie digestive.
Dans le cas présent, le lavage gastrique et l'administration de charbon activé ne sont pas indiqués, car la prise en charge est tardive, et la prise des comprimés de paracétamol s'est faite sur 3 jours.
Les posologies du traitement intraveineux par NAC que l'on propose en cas d'intoxication au paracétamol sont :
– une dose de charge : 150 mg/kg dans 250 mL de glucosé à 5 %, à passer en 30 minutes ;
– puis 50 mg/kg dans 500 mL de glucosé à 5 %, à passer en 4 heures ;
– puis 100 mg/kg dans 1 L de glucosé à 5 %, à passer en 16 heures.

*** La ponction lombaire étant normale (aspect, formule, examen direct), on peut éliminer une méningite bactérienne ou herpétique. Il paraît donc logique d'adapter l'antibiothérapie.*
Il existe certes un processus infectieux, probablement d'origine ORL ou dentaire, d'après ce que rapporte la famille.

Question n° 5 — 10 points

On recherche :
- sepsis sur abord veineux 1
- pneumopathie d'inhalation 1
- allergie aux antibiotiques 1
- maladie thromboembolique 1

On recherche un foyer infectieux d'origine ORL par TDM ou : 1
- radiographie des sinus 1
- incidence de Blondeau 1
- panoramique dentaire 1

On recherche également une endocardite infectieuse par une échographie cardiaque transthoracique et par voie transœsophagienne 1

On contrôle le foie et les voies biliaires par une échographie abdominale 1

OBJECTIFS PÉDAGOGIQUES

Objectif principal
N° 66 : Thérapeutiques antalgiques, médicamenteuses et non médicamenteuses.
Objectif secondaire
N° 230 : Coma non traumatique.

DIFFICULTÉ

3 LIONS/3

Cas clinique transversal n°12

Une patiente de 21 ans d'origine africaine, pesant 50 kg, séjournant en France depuis 13 ans sans retour en Afrique depuis, consulte pour une asthénie avec malaises orthostatiques. Elle n'a aucun antécédent et décrit depuis plusieurs mois des règles très abondantes et ne signale aucun signe fonctionnel.

L'examen clinique retient, chez une patiente apyrétique, une pression artérielle à 112/73 mmHg, une fréquence cardiaque à 92 battements/min, un souffle systolique d'allure éjectionnelle. L'examen gynécologique est sans anomalie, de même que les touchers pelviens.

Les examens complémentaires montrent les résultats suivants :

- radiographie thoracique : normale ;
- hémogramme : leucocytes = 8,9 G/L, hématies = 2,40 T/L, hémoglobine = 3,6 g/dL, hématocrite = 14 %, VGM = 58 μ^3, plaquettes = 166 G/L, TCMH = 15 pg, CCMH = 26 %, polynucléaires neutrophiles = 67 %, éosinophiles = 1 %, monocytes = 7 %, lymphocytes = 25 %, réticulocytes = 96 255/mm³, créatinine = 63 μmoles/L, urée = 6,1 mmoles/L, bilirubine totale = 14 μmoles/L, CRP $<$ 0,3 mg/L, TSH = 1,500 mU/L, protéines totales plasmatiques = 70 g/L, LDH = 333 UI/L ;
- fer plasmatique = 1,0 μmoles/L, ferritine $<$ 10 μg/L ;
- bêta-HCG négative ;
- coloscopie et gastroscopie normales.

Questions

Question n°1 : À ce stade du bilan, quel est le diagnostic le plus probable ?

Question n°2 : Quel examen manque-t-il pour juger du retentissement de cette anémie ? Quels signes principaux y rechercheriez-vous ?

Question n°3 : Cette patiente vous est adressée à l'hôpital. Une transfusion sanguine est-elle nécessaire ? Si oui, quels sont les types d'urgences transfusionnelles et dans quel type classeriez-vous cette patiente ?

Question n°4 : Quels sont actuellement les seuils transfusionnels retenus et pour quels types de patients ?

Question n°5 : Comment estimez-vous la quantité de sang à transfuser ?

Question n°6 : Quels sont actuellement les différents types de concentrés érythrocytaires (CE) disponibles et leurs indications ?

Question n°7 : Quelles seront les caractéristiques de votre ordonnance de prescription de transfusion pour cette patiente ?

Question n°8 : Quelle va être la teneur de votre information à cette patiente ?

Question n°9 : Quels sont les éléments qui vont assurer la sécurité de l'acte transfusionnel de votre patiente ?

Question n°10 : Citez 5 accidents immédiats auxquels votre patiente peut être exposée à l'occasion de cette transfusion ? Quels en sont les principaux signes ?

Réponses

Question n° 1 — 2 points

Anémie ferriprive 1

par pertes gynécologiques 1

Question n° 2 — 3 points

ECG : signes d'ischémie myocardique non systématisée à un territoire, ondes T négatives diffuses, sous-décalage de ST 3

Question n° 3 — 7 points

Oui 0,5

Il s'agit d'une urgence relative en l'absence de signes ECG 0,5

Trois niveaux sont définis :

- urgence vitale immédiate : 1
  - pas de groupe ni de RAI si non disponibles
  - O négatif (ou positif) sans hémolysine 1
  - délivrance sans délai
- urgence vitale : 1
  - pas de RAI si non disponible
  - nécessité de groupe conforme 1
  - délai de distribution inférieur à 30 minutes
- urgence relative : 1
  - nécessité de groupe et RAI conformes 1
  - délai de distribution de 2-3 heures

Question n° 4 — 12 points

Anémie aiguë, après correction de l'hypovolémie :

- 7 g/dL chez les personnes sans antécédents particuliers 2
- 8-9 g/dL chez les personnes ayant des antécédents cardiovasculaires 2
- 10 g/dL chez les personnes ne tolérant pas cliniquement les concentrations inférieures ou atteintes d'insuffisance coronaire aiguë ou d'insuffisance cardiaque avérée 2

Anémie chronique :

- 10 g/dL : patients atteints de pathologie cardiopulmonaire manifestant des signes d'intolérance 2
- 8 g/dL : patients devant être actifs et limités dans leur activité, ainsi qu'aux personnes ayant des antécédents cardiovasculaires ou âgés de plus de 65 ans ... 2
- 6 g/dL : transfusion généralement indiquée, sauf s'il existe un traitement étiologique (anémie de Biermer, anémies ferriprives, anémie de l'insuffisance rénale chronique) ou si la tolérance est acceptable 2

Question n° 5

5 points

Nb CE = (VST/100) × (Hbd – Hbi)/QhbCE

QhbCE = 40 g

VST = 70 mL/kg chez la femme, 75 mL/kg chez l'homme

Dans le cas présent : Hbd = 6, Hbi = 3,6

D'où : 2,1 CE (arrondir à 2) 5

En pratique, 1 CE augmente l'Hb de 1 g/dL.

Question n° 6

25 points

Transformation :

- déleucocytation : 1
  - tous les PSL depuis le 1er avril 1998 1
- déplasmatisation : 1
  - intolérance aux protéines plasmatiques 1
  - antécédents de purpura post-transfusionnel 1
- cryoconservation : 1
  - *idem* déplasmatisation + phénotype érythrocytaire rare 1
  - patient poly-immunisé 1
- irradiation : 1
  - déficit immunitaire congénital cellulaire 1
  - prélèvement de cellules souches hématopoïétiques autologues 1
  - greffe de cellules souches hématopoïétiques autologues et allogéniques 1
  - certaines polychimiothérapies anticancéreuses intensives 1
  - transfusion intra-utérine 1
  - exsanguinotransfusion et transfusion massive chez le prématuré 1
  - dons dirigés intrafamiliaux (encadrés réglementairement) 1

Qualification :

- phénotypé : 1
  - présence d'alloanticorps érythrocytaires (réglementaire) 1
  - patientes en âge de procréer (réglementaire) 1
  - transfusions itératives 1
  - souhaitable pour tout patient ayant une espérance de vie raisonnable 1
- compatibilisé : 1
  - présence ou suspicion d'alloanticorps érythrocytaires (réglementaire) 1
- CMV négatif : 1
  - allogreffes de cellules souches hématopoïétiques lorsque donneur et receveur sont CMV négatif 1

Question n° 7

9 points

Document préimprimé 0,5

Date de prescription 0,5

Identification du prescripteur 1

Identification du service et de l'établissement de soin 1

Identification du patient : nom de naissance, prénom, nom marital ou usuel, sexe, date de naissance et identifiant 1

Résultats de GS et RAI à joindre à la prescription 2

Type et quantité de PSL demandé : 2 CE phénotypés* 1

Date et heure prévue de la transfusion	1
Degré d'urgence s'il y a lieu : urgence relative	1

** Délai d'entreposage dans le service de 6 h à respecter.*

Question n° 8 — 15 points

Information *a priori* sur le traitement proposé : votre état de santé nécessite une transfusion de produits sanguins	2
Qu'allez-vous recevoir ? des CE	2
Provenance des PSL : don bénévole anonyme sécurisé par la sélection des donneurs et le dépistage pour chaque don, assurance qualité sur toute la chaîne transfusionnelle	2
Risques connus de ce traitement :	
- risques résiduels de contamination :	
• 1 infection par des bactéries pour plus de 200 000 transfusions	1
• 1 infection par le virus de l'hépatite B pour 1 100 000 transfusions	1
• 1 infection par le virus du Sida pour 2 700 000 transfusions	1
• 1 infection par le virus de l'hépatite C pour 8 300 000 transfusions	1
- apparition d'anticorps irréguliers	1
RAI avant et 1 à 3 mois après votre transfusion	2
Un document écrit comportant la date de vos transfusions, l'établissement et le service où vous avez été transfusé(e), le type de produits sanguins labiles que vous avez reçus vous sera remis avant votre sortie de l'hôpital	2

Question n° 9 — 12 points

Groupage sanguin valide du receveur (ABO-Rh1, phénotype Rh-Kell1 au minimum) : 2 déterminations résultant de 2 actes de prélèvements différents effectués si possible par 2 personnes différentes	1,5
RAI datant de moins de 3 jours si transfusion récente	1,5
Contrôle ultime prétransfusionnel au lit du malade,	1
pour chaque unité de PSL transfusé :	1
- contrôle ultime de concordance :	
• identité du receveur avec celle des documents : prescription, FDN, GS, RAI, compatibilité	2
• groupe sanguin identique entre receveur, PSL et FDN	2
• n° entre PSL et FDN	0,5
• date de péremption	0,5
- contrôle ultime de compatibilité immunologique	2

Question n° 10

10 points

Œdème pulmonaire hémodynamique par surcharge volémique : • dyspnée, expectoration mousseuse, crépitants, cyanose	2
Accident hémolytique par incompatibilité ABO (ou agglutinines irrégulières) : • frissons, hyperthermie, douleurs lombaires, oligoanurie, angoisse, tachycardie, malaise, urines rouges, collapsus, ictère retardé	2
Allo-immunisation anti-HLA : • frissons, fièvre	2
Accident allergique	2
Choc septique : • malaise, nausées, vomissements, fièvre, frissons, diarrhée, choc	2

RÉFÉRENCES

Circulaire DGS/SQ 98-231 du 9 avril 1998.
http://afssaps.sante.gouv.fr/pdf/5/rbp/glreco.pdf (sur le site le 17 août 2008).

OBJECTIFS PÉDAGOGIQUES

Objectif principal
N° 178 : Transfusion sanguine et produits dérivés du sang : indications, complications. Hémovigilance.
Objectif secondaire
N° 243 : Hémorragie génitale chez la femme.

DIFFICULTÉ

3 LIONS/3

Cas clinique transversal n°13

Monsieur N., âgé de 35 ans, est adressé à la consultation de neuro-ophtalmologie pour des troubles visuels évoluant depuis 15 jours.

Le patient décrit en effet une diplopie binoculaire horizontale dans les regards latéraux, accompagnée de céphalées inhabituelles, surtout matinales.

Il présente comme antécédents :
- une hypercholestérolémie familiale ;
- un tabagisme actif évalué à 18 paquets-années ;
- un épisode de baisse d'acuité visuelle douloureuse et transitoire de l'œil droit il y a 5 ans. L'examen du fond d'œil réalisé à l'époque était normal ;
- un épisode de troubles urinaires à type de besoins impérieux et fréquents d'uriner ayant duré environ 1 mois il y a 3 ans et attribué par le patient à des antécédents familiaux de prostatisme.

Le patient vous présente un scanner cérébral avec et sans injection de produit de contraste (normal) prescrit il y a 10 jours par le médecin traitant, qui vous adresse le patient pour suspicion d'atteinte du VI gauche.

Questions

Question n°1 : Justifiez la réalisation du scanner cérébral par le praticien. Que cherchait-il à éliminer ?

L'examen de l'oculomotricité vous montre en fait :
- *une limitation de la latéralité à gauche des deux yeux avec nystagmus multidirectionnel ;*
- *une limitation du droit interne gauche avec mouvements nystagmiques de l'œil droit dans le regard latéral droit ;*
- *la convergence est respectée.*

Le fond d'œil montre une décoloration du secteur temporal de la papille optique droite.

Le reste de l'examen neurologique et général est sans particularité.

Il n'y a pas de fièvre, ni de manifestations digestives.

Les céphalées rapportées par le patient sont en fait modérées, bien calmées par le paracétamol et s'atténuent depuis quelques jours.

Question n°2 : Comment expliquez-vous anatomiquement les troubles de l'oculomotricité constatés ? Quelles structures sont atteintes ?

Question n°3 : Que vous évoque l'épisode ophtalmologique présenté il y a 5 ans ? Justifiez.

Question n°4 : D'après ses antécédents, quelles sont les deux hypothèses étiologiques à évoquer devant l'atteinte actuelle chez ce patient ? Justifiez.

Question n°5 : Une IRM cérébrale est réalisée à visée diagnostique *(figure 1)*. Que montre-t-elle ? Y a-t-il une corrélation radioclinique ? Justifiez.

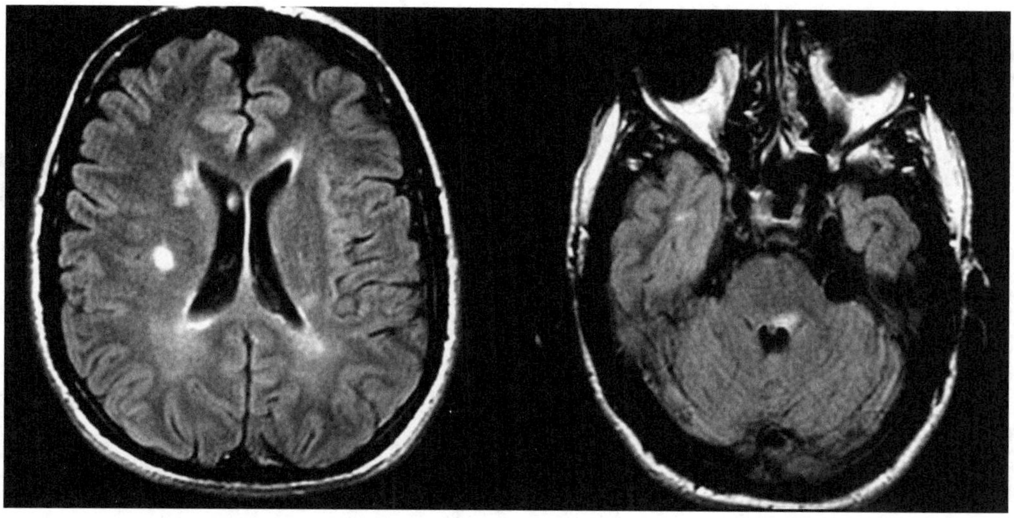

Figure 1. Séquences Flair.

Des séquences de diffusion/perfusion et une angio-RM artérielle ont également été réalisées et n'ont pas montré d'anomalie.

Question n°6 : Vous réalisez ensuite une ponction lombaire. Quels sont les résultats attendus si votre principale hypothèse diagnostique se confirme ?

Question n°7 : Quels sont les autres examens complémentaires utiles au diagnostic différentiel ? Justifiez.

Question n°8 : Votre principale hypothèse diagnostique est confirmée de façon certaine. Quel traitement allez-vous mettre en œuvre à court terme ? Que pouvez-vous en attendre ?

Réponses

Question n°1 — 10 points

Suspicion d'atteinte du VI et céphalées inhabituelles :	3
- pouvant faire suspecter un syndrome d'hypertension intracrânienne	5
- justifiant la réalisation en urgence d'une imagerie cérébrale, à la recherche :	nc
• d'un processus expansif cérébral*	2
• d'une hydrocéphalie	nc
• d'un œdème cérébral diffus	nc
• de signes d'engagement	nc

* Tumeur, abcès, hématome...

Question n°2 — 15 points

Atteinte du **noyau du VI gauche** :	3
• limitation de la latéralité à gauche	nc
Ophtalmoplégie internucléaire gauche* :	7
• nystagmus de l'œil droit en abduction	nc
• et limitation de l'adduction de l'œil gauche	nc
• avec mouvements de convergence conservés	nc
• par atteinte de la bandelette longitudinale postérieure gauche*	5

* Bandelette longitudinale postérieure (ou FLM : faisceau longitudinal médian) gauche responsable des mouvements conjugués des yeux dans le regard latéral droit.

Question n°3 — 10 points

Probable **névrite optique rétrobulbaire gauche** :	5
• baisse d'acuité visuelle unilatérale douloureuse et transitoire	2
• fond d'œil normal à la phase aiguë	nc
• pâleur séquellaire du segment temporal de la papille	3

Question n°4 — 20 points

Sclérose en plaques en poussée, évoquée devant :	5
- l'âge	nc
- les antécédents d'atteintes du système nerveux central :	nc
• disséminées dans le temps :	5
. épisode neuro-ophtalmologique probable il y a 5 ans	nc
. troubles sphinctériens il y a 3 ans	nc
. atteinte ophtalmoplégique actuelle	nc
• disséminées dans l'espace :	5
. atteinte du nerf optique gauche	nc
. atteinte médullaire ou cérébrale responsable des troubles sphinctériens	nc
. atteinte du tronc cérébral actuelle	nc
Atteinte vasculaire ischémique du tronc cérébral, évoquée devant	5
les facteurs de risque vasculaires : hypercholestérolémie familiale et tabagisme	nc

Question n°5

	10 points
Multiples hypersignaux de la substance blanche périventriculaires	2
Hypersignal de la partie postérolatérale gauche de la protubérance	2
évoquant des lésions **démyélinisantes**	3
Cette dernière lésion peut expliquer l'atteinte de la mobilité oculaire	1
Par atteinte du noyau du VI gauche et du FLM gauche reliant les noyaux du III gauche et du VI droit	2

Question n°6

	10 points
Liquide céphalo-rachidien (LCR) macroscopiquement clair	nc
Biochimie :	nc
• protéinorachie normale ou modérément élevée*	1
• glycorachie normale	1
Cytologie : pléiocytose modéreé**	2
LCR stérile	nc
Immunoélectrophorèse du LCR :	
• élévation des immunoglobulines***	1
• avec profil oligoclonal****	2
Un LCR normal n'élimine pas le diagnostic de sclérose en plaques	3

* Inférieur à 1 g/L.
** Inférieure à 50 éléments/mm^3, à prédominance lymphocytaire.
*** Index LCR/sérum d'immunoglobulines < 0,7.
**** Présence de bandes oligoclonales traduisant une synthèse intrathécale d'immunoglobulines.

Question n°7

	10 points
Pour éliminer un **syndrome inflammatoire biologique** :	nc
• vitesse de sédimentation	1
• numération-formule sanguine	1
• dosage de la CRP (protéine C réactive)	2
Pour écarter une **infection par un germe neurotrope*** : sérologies infectieuses	1
Pour éliminer une neurosarcoïdose :	1
• dosage de l'enzyme de conversion de l'angiotensine	nc
• dosage de la calcémie et radiographie pulmonaire	nc
Dosage des autoanticorps** pour éliminer une **connectivite** :	nc
• un neurolupus	2
• et/ou un syndrome des antiphospholipides	nc
• et/ou un syndrome de Goujerot-Sjögren	2

* VIH, neuroborréliose (Lyme), Herpes virus.
** Anticorps antinucléaires, anti-ADN natifs, anti-cardiolipine et anti-prothrombinase.

Question n°8

15 points

Au cours d'une brève hospitalisation :	nc
• **corticothérapie** par bolus intraveineux*	4
• en **l'absence de contre-indication**	4
• après réalisation d'un électrocardiogramme et d'un ionogramme sanguin	nc
• après avoir éliminé une infection urinaire (par une bandelette urinaire)	nc
• avec une prévention des complications thromboemboliques par HBPM**	nc
• avec surveillance des glycémies capillaires et de la tension artérielle	nc
• avec régime hyposodé et éventuelle supplémentation en potassium	nc
Repos : donc arrêt de travail jusqu'à disparition des troubles	3
Effet attendu du flash : diminution de la durée et de l'intensité de la poussée actuelle	4
Donc disparition rapide des troubles oculomoteurs	nc

* Par exemple, Solumédrol® (méthylprédnisolone) : 1 g/j pendant 3 jours.
** Héparine de bas poids moléculaire.

RÉFÉRENCES

Conférence de consensus sur la sclérose en plaques.
Paris, 7 et 8 juin 2001 – Rev Neurol (Paris) 2001 ; 157 (8-9) : 1184-92.

OBJECTIFS PÉDAGOGIQUES

Objectif principal :
N° 125 : Sclérose en plaques.

Objectif secondaire :
N° 304 : Diplopie.

DIFFICULTÉ

3 LIONS/3

Cas clinique transversal n°14

Vous recevez, amenée par les pompiers, une femme de 48 ans trouvée comateuse par sa femme de ménage.

La patiente est intubée, sous ventilation mécanique.

Les pompiers vous expliquent qu'ils ont retrouvé deux boîtes vides de méprobamate (30 cp à 400 mg) ainsi qu'un tube vide de bromazépam (30 cp à 6 mg).

À l'examen, la patiente est cotée Glasgow 6 alors qu'elle n'est pas sédatée.

La pression artérielle est à 75/30 mmHg, la fréquence cardiaque est régulière à 70 bpm.

L'auscultation pulmonaire est sans particularité.

Questions

Question n°1 : Donnez les éléments importants de pharmacocinétique concernant le méprobamate et le bromazépam.

Question n°2 : À partir de quelle quantité ingérée, le méprobamate et le bromazépam deviennent-ils toxiques ?

Question n°3 : Décrivez l'examen clinique attendu chez cette patiente.

Question n°4 : À laquelle des deux molécules attribuez-vous l'hypotension ? Quel(s) en est (sont) le(s) mécanisme(s) possible(s) ?

Question n°5 : Quels examens complémentaires réalisez-vous ?

Question n°6 : Quel traitement (sans la surveillance) mettez-vous en œuvre ?

Question n°7 : Détaillez les éléments de votre surveillance.

Réponses

Question n° 1 — 10 points

Méprobamate = carbamate :
- résorption digestive rapide ... 1
- demi-vie : 6 à 16 heures ... 1
- métabolisation hépatique importante ... 1
- élimination essentiellement urinaire sous forme de dérivés inactifs (80 %) ... 1
- passage transplacentaire et dans le lait maternel ... 0,5

Bromazépam = benzodiazépine à demi-vie intermédiaire :
- résorption digestive rapide ... 1
- pic plasmatique atteint en 1 à 2 heures ... 1
- demi-vie moyenne = 20 heures ... 1
- métabolisation hépatique ... 1
- élimination urinaire sous forme de métabolites inactifs ... 1
- passage transplacentaire et dans le lait maternel ... 0,5

Question n° 2 — 10 points

Méprobamate :
- dose toxique > 4 g pour tous les carbamates ... 4
- ici dose toxique potentiellement atteinte ... 1

Bromazépam :
- dose toxique > 300 mg ... 4
- ici *a priori* non atteinte ... 1

En pratique, pour les benzodiazépines, la dose toxique dépend du dosage des comprimés :
– cp < 6 mg : dose toxique >100 mg ingérés ;
– cp = 6 mg : dose toxique > 300 mg ingérés ;
– cp > 6 mg : dose toxique > 500 mg ingérés.
NB : potentialisation des effets dépresseurs respiratoires et neurologiques, en cas d'association de molécules.

Question n° 3 — 15 points

Coma : ... 1
- calme ... 1
- hypotonique ... 1
- hyporéflexique ... 1
- avec mydriase bilatérale, réactive ... 1
- rarement : syndrome pyramidal, hypertonie (carbamates) ... 1
- absence de signes de focalisation ... 1

Hypotension ... 2

Tachycardie ... 1

Collapsus cardiovasculaire ... 1

Hypothermie ... 2

Dépression respiratoire (absence de ventilation spontanée) ... 2

Question nº 4	20 points
L'hypotension est en rapport avec l'intoxication au méprobamate	5
Les carbamates sont responsables d'un collapsus cardiovasculaire (insuffisance circulatoire aiguë),	5
par **deux mécanismes** possibles (surtout si la concentration plasmatique est > 200 μg/L) :	
• vasoplégie essentiellement	5
• dépression myocardique (incompétence myocardique)	5

Question nº 5	15 points
Recherche de toxiques associés	1,5
Dosage quantitatif de méprobamate	2
Alcoolémie	0,5
Ionogramme sanguin avec urée et créatinine	1,5
CPK, LDH, transaminases	1
Bilan hépatique biologique	0,5
Glycémie	1
β-HCG	1
Gazométrie artérielle	1
Électrocardiogramme	1
Radiographie pulmonaire	1
Échographie cardiaque transthoracique	3

Question nº 6	20 points
Hospitalisation en réanimation	0,5
Pose de deux voies veineuses périphériques, d'une voie veineuse centrale	0,5
Poursuite de la ventilation mécanique	1
Expansion volémique : remplissage vasculaire par macromolécules	1
Lavage gastrique évacuateur	1
Charbon activé	1
Diurèse osmotique neutre	2
Traitement du collapsus cardiovasculaire :	1
• échocardiographies répétées ou pose d'un cathéter de Swan-Ganz pour apprécier et surveiller l'état hémodynamique	2
• si vasoplégie : expansion volémique, vasoconstricteurs type noradrénaline	3
• si incompétence myocardique : traitement inotrope par dobutamine	3
Antidote spécifique des benzodiazépines (flumazénil = Anexate®) à discuter	1
Épuration extrarénale pour épuration des carbamates seulement si perturbations des voies d'élimination normales (insuffisance rénale ou hépatique)	2
Prévention des complications de décubitus	1

Question n° 7

10 points

Surveillance clinique :

• pression artérielle, fréquence cardiaque	0,5
• état hémodynamique par échocardiographies répétées ou cathéter de Swan-Ganz	1
• état de conscience, réactivité, pupilles	1
• fréquence respiratoire	0,5
• diurèse	1
• température	1
• saturomètre de pouls	1

Surveillance paraclinique :

• ionogramme sanguin, urée, créatinine, glycémie, CPK	1
• gazométries artérielles, radiographies pulmonaires	1
• électrocardiogramme	1
• électroencéphalogramme	1

RÉFÉRENCES

Intoxications graves par les cardiotropes.
Conférences d'actualisation – SFAR, 2002 : p. 555-71.

OBJECTIFS PÉDAGOGIQUES

Objectif principal
N° 214 : Principales intoxications aiguës.

DIFFICULTÉ

3 LIONS/3

Cas clinique transversal n°15

M. M., 38 ans, est hospitalisé pour insuffisance rénale aiguë.

Il est chauffeur routier et est hospitalisé en dermatologie pour le bilan d'un érythème du visage avec vespertilio associé à des nécroses pulpaires, des douleurs articulaires. Le bilan biologique à l'admission montrait une créatinine à 73 μmol/L, et l'absence de protéinurie et d'hématurie. Rapidement, il développe une insuffisance rénale avec créatinine à 200 μmol/L. Dans ce contexte, une maladie lupique à l'origine de ces manifestations est suspectée et il est adressé en néphrologie.

Questions

Question n°1 : De quels examens biologiques avez-vous besoin pour confirmer le diagnostic de lupus ?

Question n°2 : Quels sont les éléments biologiques et paracliniques dont vous avez besoin pour affirmer l'origine glomérulaire de l'insuffisance rénale ?

Question n°3 : Y a-t-il une indication de ponction-biopsie rénale si l'origine glomérulaire est confirmée ? Si oui, quel en est l'intérêt ?

Question n°4 : Le résultat de la ponction-biopsie rénale montre : une glomérulonéphrite proliférative diffuse (prolifération mésangiale et endocapillaire) (> 50 % des glomérules) avec en immunofluorescence des dépôts granuleux diffus d'IgG, IgM, IgA, de C3, C4 et C1q. Quel est le stade de la néphropathie causale ?

Question n°5 : Il a bénéficié d'un traitement par corticoïdes : cyclophosphamide (Endoxan®) en attaque pendant 6 mois, puis relais par Imurel® et faible dose de corticoïdes en traitement d'entretien. Une prévention de l'ostéoporose a été également instaurée. Deux ans après, alors qu'il est sous ce traitement, il se plaint de douleurs de hanches bilatérales fortement évocatrices d'ostéonécrose aseptique (ONA) de hanche, qui est confirmée par l'IRM. En cours d'hospitalisation, il présente une douleur thoracique aiguë. Un ECG est réalisé et est en faveur d'un infarctus inférieur du myocarde. Une coronarographie est effectuée, montrant un thrombus coronarien sur coronaire droite moyenne saine traité par thrombectomie et *stenting* direct. Quel syndrome pouvant être associé au lupus pourrait être à l'origine de ses manifestations cardiaques et de l'ONA de hanche ?

Question n°6 : Quels examens biologiques réalisez-vous ? Quelles anomalies en attendez-vous ?

Question n°7 : Si ce diagnostic est confirmé, quelles en sont les conséquences thérapeutiques ?

Question n°8 : Quelles peuvent être les manifestations rénales de ce syndrome ?

Réponses

Question n°1 — 20 points

Dosage du complément = **hypocomplémentémie** :
- C3 1
- C4 1
- CH50 1

Anticorps antinucléaires (test d'orientation) 2

Anticorps anti-DNA natif (test de Farr) : 8
- moins sensible mais plus spécifique

Anticorps anti-ENA (antigène soluble du noyau) 3

Anti-Sm : 1
- peu fréquents (20 %) mais hautement spécifique du lupus

Anti-SSa ou Ro :
- dans le lupus subaigu et le lupus néonatal

Anti-SSB ou La : plus rares

Anti-Rnp

VS élevée, CRP normale 1

(la valeur diagnostique de cette anomalie est insuffisante)

Hémogramme : 2
- leucopénie, surtout lymphopénie
- anémie hémolytique
- thrombopénie auto-immune

Question n°2 — 10 points

La présence **dans les urines** de :
- protéinurie 4
- hématurie 2
- avec cylindres 1
- dans les urines fraîchement émises 1

L'absence d'anomalie morphologique rénale à l'échographie : 2
- absence de dilatation des cavités pyélocalicielles et/ou de globe vésical

Question n°3 — 10 points

L'indication de **ponction-biopsie rénale** est formelle en l'absence de contre-indication 5

Elle permet :
- le diagnostic 2
- de préciser le stade de l'atteinte rénale 1
- de guider ainsi le traitement 2

Question n°4 — 10 points

Néphropathie lupique stade IV de l'OMS 10

Question n°5

10 points

Syndrome des antiphospholipides 10

Avec manifestation thrombotique artérielle dans ce contexte

Question n°6

15 points

Bilan d'hémostase 1

Recherche d'un **anticoagulant circulant de type lupique** (antiprothrombinase) : 3
- suspecté sur un **allongement spontané du temps de céphaline activé** non corrigé
- par un plasma témoin 1

Dosage des **anticorps antiphospholipides** : 3
- anti-cardiolipines IgG et IgM 1
- anticorps anti-bêta-2-glycoprotéine 1 1

Hémogramme avec formule leucocytaire : 1
- thrombocytopénie auto-immune fréquente 1
- anémie hémolytique auto-immune parfois 1

Sérologie syphilitique dissociée : VDRL positif, TPHA négatif 1

La présence d'un anticorps doit être **confirmée** par un prélèvement dans les 6 semaines 1

Question n°7

10 points

Si le diagnostic de SAPL est confirmé, il y a une indication de :
- traitement au long cours par des **antivitamines K** 3
- en relais de l'héparine 3
- avec INR cible de 3 2
- à visée curative et préventive 2

En revanche, **en l'absence de manifestations thrombotiques**, la présence d'anticoagulants circulants n'est pas une indication pour une décoagulation prophylactique

Question n°8

15 points

Les manifestations rénales de SAPL peuvent être variables : 1
- HTA d'apparition brutale 2
- insuffisance rénale rapidement progressive avec douleur lombaire et apparition d'une hématurie macroscopique 3
  en cas d'infarctus rénal (thrombose artérielle) 3
- insuffisance rénale très peu protéinurique 2
- protéinurie isolée 2
- thrombose veineuse rénale 2

RÉFÉRENCES

Recherche complémentaire et identification d'un anticoagulant lupique.
Recommandations pour la pratique clinique, septembre 2006.

OBJECTIFS PÉDAGOGIQUES

N° 117 : Lupus érythémateux disséminé. Syndrome des antiphospholipides.

DIFFICULTÉ

3 LIONS/3

Cas clinique transversal n°16

Ali, âgé de 3 ans, est amené aux urgences vers 15 h pour douleur et impotence fonctionnelle de la jambe gauche. Depuis midi, il ne veut pas poser son pied gauche par terre et pleure sans arrêt. Ali dit qu'il est tombé à l'école ce matin. À l'examen clinique, vous retrouvez des ecchymoses d'âge variable au niveau des deux membres inférieurs, du bras droit et aussi à la fesse gauche. Le genou gauche est très enflé : lorsque vous essayez de le mobiliser, l'enfant se met à pleurer. Le reste de l'examen clinique est normal. Ali est apyrétique. Son père vous apprend qu'il a souvent des bleus et qu'il y a 6 mois il avait déjà eu une douleur importante au niveau de la hanche droite ; le médecin qui l'avait vu en urgence avait dit alors que c'était un rhume de hanche, et c'était passé. À l'interrogatoire, vous ne retrouvez aucun antécédent médical notable chez les parents, mais vous apprenez qu'Ali avait un cousin en Tunisie qui est décédé après une circoncision et un oncle qui est mort après un accident de voiture, suite à une hémorragie cérébrale.

Questions

Question n°1 : Quel est le diagnostic le plus probable ? Argumentez.

Question n°2 : Quels examens biologiques prescrivez-vous pour confirmer votre hypothèse diagnostique ?

Question n°3 : Votre suspicion diagnostique est confirmée. Il s'agit du type le plus fréquent de la maladie. Comment définit-on la sévérité de cette pathologie ?

Question n°4 : Quelle est la conduite à tenir en urgence ?

Question n°5 : Quelle est la prise en charge thérapeutique au long cours ?

Question n°6 : Vous ne revoyez plus Ali après cet épisode. Quinze ans plus tard, votre collègue orthopédiste vous donne de ses nouvelles et vous montre la radiographie ci-après. Commentez le cliché *(figure 1)*.

Question n°7 : Votre collègue vous rappelle qu'il s'agit d'une coagulopathie majeure et demande vos conseils pour l'opération chirurgicale. À sa demande, vous revoyez Ali et vous refaites un bilan biologique. Vous testez aussi l'efficacité du traitement habituel. Malheureusement les résultats biologiques ne montrent quasiment aucune amélioration avant et après administration du médicament. Ali confirme ce résultat en insistant sur la survenue de plus en plus fréquente des douleurs articulaires malgré le traitement que l'infirmière lui administre depuis plusieurs années. Que suspectez-vous ?

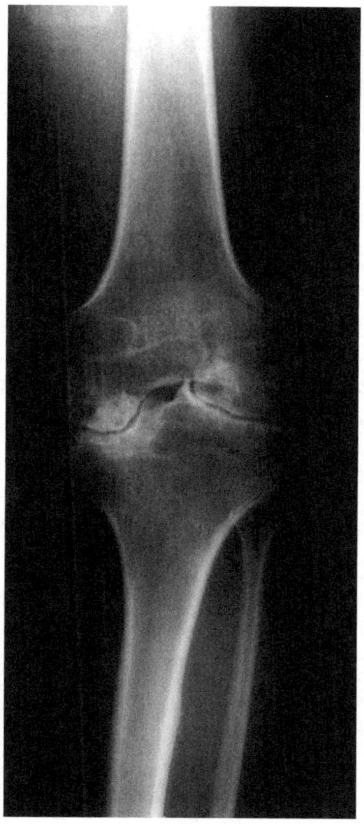

Figure 1.

Question n°8 : Ali vous donne aussi des nouvelles de sa famille et vous apprend que sa sœur s'est mariée en Tunisie et qu'elle attend un bébé. Quel est le mode de transmission habituel de cette maladie ? Quels sont vos conseils ?

Réponses

Question n° 1 — 20 points

Hémophilie sévère :	10
- sexe masculin	4
- signes cliniques hémorragiques :	
• hémarthrose	3
• ecchymoses	1
- antécédents familiaux	2

Question n° 2 — 10 points

TCA, TP, fibrinogène	2
FVIII plasmatique	4
FIX plasmatique	4

Question n° 3 — 10 points

Hémophilie A :	2
• sévère :	2
• déficit sévère en FVIII (< 1 %)	2
• modérée : FVIII = 1-5 %	2
• mineure : FVIII = 6-40 %	2

Question n° 4 — 20 points

Hospitalisation en urgence	1
Repos au lit, pose d'une voie veineuse périphérique	1
Glace sur l'articulation atteinte	2
Traitement substitutif par **concentré de FVIII** par voie intraveineuse	8
Antalgique	2
Corticothérapie à 1 mg/kg/j jusqu'à la résorption de l'hématome	2
Interdire tout geste invasif et injection intramusculaire	1
Interdiction des AINS	1
Kinésithérapie précoce	2

0 à la question si ponction articulaire sans traitement substitutif en FVIII.

Question n° 5

	10 points
On peut proposer un **traitement prophylactique** ou un traitement **à la demande**	2
Port d'une carte d'hémophile	1
Vaccination anti-hépatite A et B	1
Proscrire les médicaments interférant avec l'hémostase	1
Proscrire la prise de température rectale	1
Déclaration ALD	1
Éducation de la famille	1
Enquête familiale	1
Éviter les activités à risque traumatique comme les sports violents	1

Question n° 6

	10 points
Radiographie du genou gauche de face	1
Pincement majeur de l'espace articulaire avec disparition du cartilage articulaire	1
Irrégularité des surfaces articulaires	1
Enfoncement du plateau tibial interne	1
Géodes sous-chondrales :	1
• évoquant une **arthropathie hémophilique**	4
• évoluant vers l'arthrose	1

Question n° 7

	10 points
Suspicion d'alloanticorps anti-FVIII (inhibiteur)	10

Question n° 8

	10 points
Maladie **récessive liée à l'X**	2
Dépistage chez la sœur pour savoir si elle est **conductrice d'hémophilie**	2
Diagnostic prénatal :	2
• prélèvement de villosités choriales ou amniocentèse pour détermination du sexe du fœtus	2
• si c'est une fille, on s'arrête là. Si c'est un garçon, recherche de la mutation identifiée chez Ali	2

OBJECTIFS PÉDAGOGIQUES

Objectif principal
N°339 : Troubles de l'hémostase et de la coagulation.

Objectif secondaire
N°307 : Douleur et épanchement articulaire. Arthrite d'évolution récente.

DIFFICULTÉ
3 LIONS/3

Cas clinique transversal n°17

Madame C., 32 ans, consulte pour des douleurs hypogastriques irradiant à droite et évoluant depuis 3 jours.

Dans ses antécédents on relève :
- tabagisme à 2 paquets de cigarettes par jour ;
- photocoagulation par laser pour des condylomes acuminés vulvopérinéaux à l'âge de 18 ans ;
- grossesse normale, accouchement normal par voie basse, il y a 10 ans ;
- salpingectomie gauche pour pyosalpynx, il y a 8 ans ;
- salpingotomie droite par cœlioscopie pour grossesse extra-utérine droite, il y a 2 ans.

L'examen clinique montre :
- température à 38,2 °C ;
- abdomen souple mais sensible à droite ;
- au spéculum : pertes jaunâtres d'origine supracervicale ;
- TV : utérus mobile ;
- cul-de-sac vaginal droit très douloureux, pas de masse latéro-utérine perçue.

Questions

Question n°1 : Quel moyen contraceptif, parmi les suivants, aurait-il pu être prescrit idéalement chez cette patiente : un œstroprogestatif, un stérilet, des microprogestatifs ? Argumentez.

Question n°2 : Quels diagnostics évoquez-vous en priorité devant ce tableau clinique ?

Question n°3 : Quelle stratégie diagnostique mettez-vous en œuvre pour confirmer ou éliminer les différentes hypothèses évoquées à la question précédente ?

Question n°4 : Quel traitement débutez-vous rapidement ? Quelle place accordez-vous à la cœlioscopie chez cette patiente ?

Question n°5 : Vous revoyez 1 mois après votre patiente, qui se porte bien. Quels examens réalisez-vous ?

Question n°6 : Quels sont les risques évolutifs de cette affection ?

Question n°7 : En cas de salpingectomie bilatérale, quelle solution proposerez-vous à cette patiente en cas de désir de grossesse et quels en sont les principes ?

Réponses

Question n°1 — 10 points

Œstroprogestatifs : contre-indiqués (CI) 2

car tabagisme important (proposer une aide au sevrage), quelle que soit la voie d'administration

DIU : contre-indiqué car antécédents de GEU et de pyosalpinx, ... 2

y compris pour le DIU à base de progestatifs car salpingectomie (risque infectieux < au DIU cuivré car glaire cervicale épaissie)

Microprogestatifs :
- contre-indication absolue pour les microprogestatifs classiques car les progestatifs à petite dose diminuent la motilité ciliaire et augmentent le risque de GEU 2
- contre-indication relative pour Cérazette® et Implanon® qui bloquent l'ovulation (car imprégnation progestative plus continue)

Donc idéalement aucun des trois. On peut aussi envisager :
- des progestatifs normodosés (hors AMM) 2
- une contraception mécanique 2

Question n°2 — 10 points

Salpingite aiguë droite : diagnostic le plus probable car antécédents et tableau clinique évocateur 5

Appendicite aiguë iliaque devant la localisation en FID (les localisations pelviennes peuvent entraîner des pertes sales) 2

GEU : toujours y penser (en pratique et pour l'internat !) 1

Infection urinaire 1

Kyste ovarien compliqué (rupture, hémorragie) 1

Fibrome compliqué (nécrobiose, torsion) : peu probable d'après TV et dans ce contexte

Question n°3 — 20 points

Bilan biologique :
- βhCG plasmatiques (éliminent GEU si négatives) 2
- NFP 1
- CRP 1
- hémocultures (si température $\geq$ 38,5 °C) 1
- BU $\pm$ ECBU (si négatifs, éliminent le plus souvent l'IU)
- prélèvement vaginal, endocol $\pm$ urétral et anal :
  - bactériologie standard 1
  - gonocoque, *Chlamydia*, mycoplasme (milieux de culture spécifiques) 1
- pour certains, prélèvement endométrial (toujours envoyer un DIU en culture si présent)
- éventuellement sérologie pour mycoplasme et *Chlamydia* (diagnostic *a posteriori* si élévation significative du titre) 1
- bilan préopératoire (groupage et coagulation) 1

Échographie abdominale : peut éliminer une appendicite aiguë (et montrer des signes d'infection tubaire) 1

Échographie endovaginale systématique : 3
- souvent normale 1
- parfois trompes épaissies 1
- parfois épanchement péritonéal 1
- recherche des signes de complications : pyosalpinx ou abcès ovarien (image hétérogène latéro-utérine) 3
- permet le diagnostic différentiel : élimine les autres causes gynécologiques 1

En cas d'infection sur stérilet avec syndrome pseudotumoral, penser à évoquer une actinomycose +++.
Les cas de TSS staphylococciques sont exceptionnels mais décrits (1 seul cas en dehors de la période menstruelle).

Question n°4

15 points

Traitement à débuter rapidement

Salpingite aiguë droite probable :

- hospitalisation (systématique pour l'internat)
- biantibiothérapie 3
  - probabiliste active (pour un d'entre eux) sur les germes à développement intracellulaire et assimilés :
    intracellulaire pour *Chlamydia*, surfacique pour *Mycoplasma*
  - par exemple : Oflocet® (FQ), 400 mg/j, ou Vibramycine® (TC), 200 mg/j, en 2 fois et Augmentin®, 3 g/j,
    par voie IV (relais *per os* après 48 h d'apyrexie)
- antalgiques (rang 1), spasmolytiques 1
- vessie de glace
- pas de blocage de l'ovulation nécessaire (but théorique controversé : inhiber l'ovulation ouvrant l'ovaire en milieu septique et diminuer ainsi les abcès ovariens)
- éventuellement, AIS ou AINS
- traitement de 14 jours (actuellement en fonction de l'évolution), voire 21 jours 1
- traitement du ou des partenaires 1

Place de la cœlioscopie

La coelioscopie n'est pas systématique, sauf si : 1
- défense 1
- complication (pyosalpynx) 1
- ou doute diagnostique 1

Dans ce cas, l'indication doit être posée (au moins à distance) car il n'existe plus qu'une trompe : 2

- intérêt diagnostique (positif et différentiel) 1
- thérapeutique 1
- et pronostique : 1
  - trompes érythémateuses, pus issu du pavillon, exsudat fibrineux, adhérences = pyosalpynx
  - vérifier systématiquement : appendice vermiculaire, syndrome périhépatitique de Fitz-Hugh-Curtis
  - prélèvements à visée bactériologique
  - toilette péritonéale systématique

Des dépôts gélatineux, visqueux, évoquent une infection à Chlamydiae *(Dg ≠ Mie gélatineuse).*
Si gonococcie : déclaration obligatoire.

Question n°5

10 points

Examen clinique gynécologique (douleurs, hydrorrhées ++ : évoquer dans ce contexte un hydrosalpinx)	2
FCV (antécédents)	3
Nouveaux prélèvements locaux	
Examen général à la recherche de signe de MST	1
Sérologies des hépatites virales, VIH ± syphilis (TPHA-VDRL)	3
Traitement du ou des partenaires	1

Question n°6

18 points

Risques infectieux :	1
• pyosalpinx	1
• abcès ovarien	1
• phlegmon du ligament large	1
• abcès du Douglas	1
• péritonite	1
• choc septique	1
Séquelles :	1
• stérilité tubaire avec ou sans hydrosalpinx (hydrorrhées)	3
• GEU (βhCG dès retard de règles et CS si +)	2
• algies pelviennes chroniques, syndrome adhérentiel	1
• syndrome de Fitz-Hugh-Curtis (périhépatite : parfois douloureuse, pas d'atteinte hépatocytaire donc pas de cytolyse)	1
Risques généraux :	1
• décès (choc septique)	
• syndrome de Fiessinger-Leroy-Reiter (syndrome oculo-urétro-synovial)	1
• et rhumatismes associés : spondylarthrite ankylosante (= pelvispondylite rhumatismale)	1

Question n°7

17 points

Fécondation *in vivo* impossible, donc fécondation *in vitro* avec transfert d'embryon *in utero* :	5
- hors CI, hyperstimulation ovarienne,	2
afin de recueillir plusieurs ovocytes,	1
par FSH (recombinante généralement), seule ou associée à d'autres molécules, avec un monitorage régulier de la réponse ovarienne	
- blocage de l'ovulation spontanée, par :	
• un agoniste (protocole long : une phase de désensibilisation ovarienne précède alors la stimulation ovarienne)	2
• ou un antagoniste (protocole court)	
de la LHRH lors de la stimulation	
- « déclenchement de l'ovulation », lorsque la réponse ovarienne est jugée satisfaisante, par hCG (activité LH), qui a pour but de faire mûrir les ovocytes	2
- recueil des ovocytes par ponction avant l'ovulation induite (34-35 h avant)	1
- fécondation *in vitro* (par ICSI si caractéristiques spermatiques insuffisantes)	1
- culture des embryons	1
- transfert des embryons à 48 h au plus tôt (congélation des embryons surnuméraires)	1
- soutien de l'implantation (progestérone, hCG)	1

RÉFÉRENCES

Acute salpingitis.
Magnin G. Rev Prat 2002 ; 52 : 1763-7 [review].

Laparoscopy and salpingitis. For whom ? When ? How ?
Panel P, Madelenat P. Contracept Fertil Sex 1997 ; 25 : 576-81.

OBJECTIFS PÉDAGOGIQUES

N° 27 : Contraception.
N° 30 : Assistance médicale à la procréation : principaux aspects biologiques, médicaux et éthiques.
N° 88 : Infections génitales de la femme. Leucorrhées.
N° 195 : Douleurs abdominales et lombaires aiguës chez l'enfant et chez l'adulte.

DIFFICULTÉ

3 LIONS/3

Cas clinique transversal n°18

Médecin au SAMU, vous êtes appelé au chevet de Mme H., âgée de 83 ans, que sa fille n'arrive pas à réveiller. Cette dame aurait chuté la veille de sa hauteur.

Les antécédents de la patiente sont, d'après sa fille : un AVC ischémique pour lequel elle prend « un médicament qui fluidifie le sang ».

À votre arrivée, les sapeurs pompiers ont mis un masque à haute concentration, la pression artérielle est à 190/100 mmHg, la fréquence cardiaque à 120 bpm, la patiente est toujours inconsciente.

Questions

Question n°1 : Détaillez l'examen clinique que vous réalisez sur les lieux.

Question n°2 : Que recherchez-vous à l'interrogatoire ?

Question n°3 : À l'examen, il n'y a pas d'ouverture des yeux à la douleur, il existe un geignement à la subluxation mandibulaire et un mouvement de décérébration. À combien cotez-vous le score de Glasgow ? Décrivez ce score et son utilité. Qu'est-ce qu'un mouvement de décérébration ? de décortication ?

Question n°4 : Quel est le diagnostic le plus probable ? Quelle est votre prise en charge au domicile de la patiente ?

Question n°5 : Quel bilan doit-il être réalisé à l'admission au SAU ?

Question n°6 : Interprétez l'examen ci-dessous *(figure 1)*. Quel diagnostic retenez-vous ?

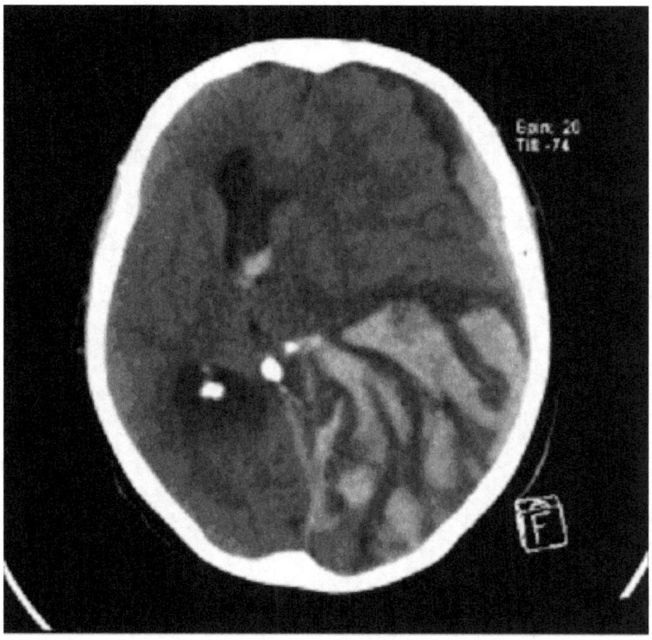

Figure 1.

Question n°7 : Le neurochirurgien de garde ne retient pas d'indication chirurgicale. La patiente est admise en service de réanimation. La fille de Mme H. souhaite connaître le pronostic et les traitements qui vont être débutés pour soigner sa mère. Que lui répondez-vous ?

Question n°8 : Mme H. décède 12 heures après son admission en réanimation. Quels sont les éléments du certificat de décès à remplir ? À qui les différentes parties sont-elles destinées ?

Question n°9 : La fille de Mme H. souhaite transporter le corps au domicile pour une veillée. Est-ce possible ? Si oui, dans quelles conditions ?

Réponses

Question n° 1 — 10 points

Examen neurologique :	
- conscience	0,5
- score de Glasgow : réponse verbale, oculaire et motrice	0,5
- pupilles : symétrie, réactivité, déviation du regard	0,5
- déficit moteur, déviation du visage	0,5
- signes d'hypertension intracrânienne (HTIC) ou d'engagement :	0,5
• mydriase homolatérale ou bilatérale	0,5
• mouvements de décérébration	0,5
• nystagmus	0,5
• troubles des rythmes cardiaque et/ou respiratoire	0,5
Examen cardiovasculaire :	
• pression artérielle aux deux bras	0,5
• fréquence cardiaque (ACFA, désordres neurovégétatifs : bradycardie)	0,5
Examen respiratoire : fréquence respiratoire, dyspnée, SpO_2	0,5
Signes d'inhalation et de vomissement	0,5
Signes de convulsions : pertes d'urines, morsure de langue	0,5
Signes de traumatisme crânien : hématome, plaie	0,5
Température (hyperthermie de la méningoencéphalite, hypothermie)	1
Glycémie capillaire (hypoglycémie)	1
Rougeurs au niveau des **points d'appui**, voire phlyctènes	0,5

Engagement temporal : le premier signe est la mydriase homolatérale par compression du nerf III. On observe ensuite des troubles de la vigilance, une hypertonie de décérébration (membre inférieur en extension, membre supérieur en rotation/pronation). La mydriase et les mouvements de décérébration peuvent être initialement unilatéraux et transitoires, puis deviennent rapidement bilatéraux et permanents.

Engagement central : la souffrance diencéphalique en est le premier signe et se traduit par des troubles de la conscience et du comportement.

Engagement cérébelleux : on observe une raideur de nuque, des vomissements, voire des troubles du rythme cardiaque ou respiratoire, et des crises toniques postérieures. À l'examen, il existe un nystagmus spontané.

Question n° 2 — 7 points

Facteurs de risques cardiovasculaires : hypertension artérielle, arythmie cardiaque	1
Mode d'installation du déficit	0,5
Signes fonctionnels dans les suites de la chute : céphalées, vomissements, troubles de la vigilance	1,5
Migraine	0,5
Mode de chauffage si l'accident survient en hiver : intoxication au **monoxyde de carbone**	1
Faire sortir l'ordonnance et les boîtes de **médicaments**	1
Autonomie à domicile, mode vie	1
Séquelles de l'AVC ischémique	0,5

Question n° 3 — 10 points

Score de Glasgow :

- échelle de classification des comas ... 0,5
- étudiant trois paramètres : réponse verbale, réponse motrice et ouverture des yeux 0,5
- GCS = 8 : charnière ... 0,5
- GCS < 8 : coma grave ... 1
- normalement validé uniquement pour les comas traumatiques ... 1
- description de la profondeur du coma ... 0,5
- minimum à 3 et maximum à 15 ... 0,5
- ici GCS = 5 : ... 0,25
  - ouverture des yeux = 1 ... 0,25
  - réponse verbale = 2 ... 0,25
  - réponse motrice = 2 ... 0,25

Décérébration :

- extension des bras, des poignets et des membres inférieurs lors de la stimulation douloureuse ... 1
- au maximum, il existe un opisthotonos ... 0,5
- signe une souffrance du tronc cérébral ... 1

Décortication :

- flexion lente de l'avant-bras et du poignet, extension des membres inférieurs, lors de la stimulation douloureuse ... 1
- signe une souffrance hémisphérique profonde atteignant la région diencéphalique ... 1

Score de Glasgow

Réponse verbale (réponse aux questions posées à la victime) :

- 1 = aucune : le patient n'émet aucun son ;
- 2 = incompréhensible (gémissements, grognements, conversation impossible) ;
- 3 = inappropriée (mots compréhensibles, mais conversation impossible) ;
- 4 = confuse, désorientée (conversation possible mais propos confus et/ou désorientés) ;
- 5 = orientée, claire (réponse appropriée).

Réponse motrice (mouvements des membres de la victime, en réponse à une stimulation douloureuse) :

- 1 = aucune ;
- 2 = décérébration (mouvements d'enroulement des membres supérieurs et d'extension des membres inférieurs + flexion plantaire) ;
- 3 = décortication (flexion lente des membres supérieurs et extension des membres inférieurs) ;
- 4 = évitement (flexion rapide, mais non orientée) ;
- 5 = orientée, adaptée (localisation du point douloureux et mouvement adapté pour faire disparaître la douleur) ;
- 6 = sur ordre (effectue le mouvement demandé).

Réponse oculaire :

- 1 = pas d'ouverture des yeux à la douleur ;
- 2 = ouverture des yeux à la douleur ;
- 3 = ouverture des yeux à la demande ;
- 4 = ouverture spontanée.

Question n° 4 — 13 points

Accident vasculaire cérébral hémorragique avec coma grave post-traumatique ... 2

Prise en charge :

- pose d'une **voie veineuse** périphérique ... 0,5
- perfusion de NaCl à 0,9 % ... 1
- contre-indication des solutés glucosés ... 1
- **GCS < 8** donc :
  - **intubation** orotrachéale en séquence rapide et **ventilation contrôlée** ... 1
  - sédation pour permettre la ventilation mécanique ... 0,5

- **si signes d'HTIC ou d'engagement :** mannitol à 20 %, 100 mL en 20 min à renouveler si nécessaire, thiopental en bolus de 50-100 mg	1
- **traitement des convulsions** en cas de crise	0,5
- **si hypertension :**	
• traiter si PAS > 230 mmHg et/ou PAD > 140 mmHg	1
• but : maintenir une pression de perfusion cérébrale (PPC) suffisante, avec pour objectif une pression artérielle moyenne (PAM) = 80-90 mmHg	1
- **si hypotension :** remplissage vasculaire, voire noradrénaline	1
- **surveillance :** pression artérielle, fréquence cardiaque, SpO_2, capnie, état neurologique (GCS, pupilles)	0,5
- **position** proclive à 15° pour le transport	0,5
- **orientation :** « déchocage » pour TDM rapide, USI neurochirurgicale	0,5
- **explications à la famille**, et pronostic réservé	1

0 à la question si traitement d'emblée de l'hypertension ou si perfusion de sérum glucosé.

Question n° 5

5 points

Examen clinique répété, malgré sédation (examen des pupilles)	1,5
Biologie : numération-formule sanguine, bilan de coagulation (TP, TCA, fibrinogène), ionogramme sanguin avec urée, créatinine, protidémie, troponine, CPK et myoglobine (allongement prolongé), groupage 1 et 2 et recherche d'agglutinines irrégulières	0,5
Tomodensitométrie cérébrale :	1
• sans injection de produit de contraste initialement	1
• en **urgence**	1

Question n° 6

15 points

Tomodensitométrie cérébrale :	0,5
• sans injection de produit de contraste	0,5
• en coupes coronales	0,5
Volumineuse plage d'**hyperdensité spontanée** hémisphérique gauche :	2
• à prédominance pariéto-occipitale	1
• semblant se développer aux dépens d'une plage hypodense correspondant au territoire de l'artère cérébrale postérieure	1
Inondation ventriculaire massive concernant les cornes temporales et les ventricules latéraux,	1
dilatation du ventricule latéral droit	0,5
Très important **effet de masse** :	2
• engagement sous-falcoriel avec déviation de la ligne médiane de 2,3 cm	2
Petit **hématome sous-dural** frontal gauche mesurant 1 cm d'épaisseur maximale	2
Conclusion : accident vasculaire cérébral hémorragique, avec très volumineux hématome hémisphérique gauche et signes d'engagement	2

Question n° 7

10 points

Explication du diagnostic à la fille de Mme H. :	1
- **pronostic** très sévère :	1
• engagement important	0,5
• pas de chance de récupération	0,5
• pas d'indication neurochirurgicale	0,5
- décès probable à très court terme	2
- **limitation thérapeutique**	1,5

- **soins de confort :** ... 1,5
  - sédation pour tolérance de la ventilation mécanique ... 0,5
  - morphiniques ... 0,5
  - hydratation ... 0,5

Question n° 8 — 20 points

Le certificat de décès comporte deux parties qui sont détachables ... 1

1re partie (partie supérieure) nominative ... 1

Elle mentionne :
- commune de décès ... 0,5
- état civil du défunt (nom, prénom, âge, domicile) ... 0,5
- date et heure de la mort ... 0,5
- caractère réel et constant de la mort ... 0,5
- signature du médecin et son cachet ... 0,5

Elle comporte différentes rubriques permettant à l'officier d'état civil d'autoriser ou de refuser certaines opérations funéraires : ... 0,5

- obstacle médicolégal ... 0,5
- obligation de mise en bière immédiate : ... 0,5
  - dans un cercueil hermétique ... 0,5
  - dans un cercueil simple ... 0,5
- obstacle au don du corps ... 0,5
- prélèvement en vue de rechercher la cause du décès ... 0,5
- présence de prothèse fonctionnant au moyen d'une pile ... 0,5
- date, lieu, signature et cachet du médecin ... 0,5

Cette partie est en triple exemplaire autoduplicant, elle est destinée à : ... 1
- la mairie de la chambre funéraire ... 0,5
- la chambre funéraire ... 0,5
- la mairie du lieu de décès ... 0,5

2e partie (partie inférieure)

Partie anonyme séparable de la partie supérieure : ... 1
- en un seul exemplaire ... 1
- à replier et coller pour rendre les renseignements médicaux confidentiels ... 0,5

Cette partie est détachée de la partie supérieure par l'officier d'état civil qui l'adresse au médecin de la DDASS, afin d'effectuer des statistiques ... 1

C'est la partie à **visée épidémiologique** ... 1

Rubriques :
- commune du décès, du domicile ... 0,5
- date de décès ... 0,5
- date de naissance ... 0,5
- sexe ... 0,5
- cause du décès :
  - les différents états morbides ayant abouti au décès avec un classement par ordre de causalité, avec une appréciation de délai entre le début de l'affection et la mort 0,5
  - les autres états morbides ou les états physiologiques ayant contribué au décès .. 0,5
- informations complémentaires :
  - décès pendant une grossesse ou un an après ... 0,5
  - précision sur le lieu de l'accident ... 0,5

Obligation de mise en bière immédiate : pour les pathologies justifiant une mise en cercueil hermétique ou en cercueil simple.

Obligation de mise immédiate en cercueil hermétique :
- variole ou autres orthopoxviroses ;
- choléra ;
- charbon ;
- fièvres hémorragiques virales.

Obligation de mise immédiate en cercueil simple :
- peste ;
- hépatites virales, sauf hépatite A confirmée ;
- Sida ;
- rage ;
- mauvais état du corps.

Présence de prothèse :
- il y a une obligation générale à retirer les prothèses contenant des radioéléments avant l'inhumation ;
- toute prothèse doit être enlevée avant la crémation.

Prélèvement en vue de rechercher la cause du décès : dans un intérêt purement médical ou scientifique pour faire un dernier examen complémentaire. Ces opérations sont impossibles en cas de pathologie contagieuse ou d'obstacle médicolégal.

Question n° 9

	10 points
Oui :	1
• dans les 24 h si pas de soins de conservation, sinon 48 h	1,5
• pas d'obstacle médicolégal	1,5
• pas de risque infectieux ou sanitaire	1,5
• autorisation de transport écrite du médecin hospitalier	1,5
• si commune de décès différente de la commune de transport, l'avis d'autorisation de transport est adressé sans délai au maire de la dernière commune	1,5
Transport dans des véhicules spécialement aménagés, exclusivement réservés aux transports mortuaires	1,5

Transport avant mise en bière régi par les articles R.2213-8, 9 et 11 (décret 2002-1065 du 5 août 2002).

RÉFÉRENCES

Prise en charge des traumatisés crâniens graves à la phase précoce.
Recommandations pour la pratique clinique. SFAR, 1998.

Les limitations et arrêts de thérapeutique(s) active(s) en réanimation adulte.
Recommandations de la Société de réanimation de langue française, 2002.

Loi Leonetti.
Loi n° 2005-370 du 22 avril 2005 relative aux droits des malades et à la fin de vie.

OBJECTIFS PÉDAGOGIQUES

Objectif principal
N° 133 : Accidents vasculaires cérébraux.

Objectifs secondaires
N° 7 : Éthique et déontologie médicale : droits du malade ; problèmes liés au diagnostic, au respect de la personne et à la mort.
N° 8 : Certificats médicaux. Décès et législation. Prélèvements d'organes et législation.

DIFFICULTÉ

2 LIONS/3

Cas clinique transversal n°19

Vous êtes interne dans un service hospitalier de pédiatrie générale. Malgré le rappel de la médecine du travail, vous ne vous êtes pas fait vacciner contre la grippe cette année. Votre dernière vaccination remonte à l'âge de 17 ans pour un rappel contre la diphtérie, le tétanos et la poliomyélite.

Courant janvier, vous présentez un syndrome pseudogrippal qui ne vous a pas empêché de venir travailler. Sur 200 enfants admis dans le service au cours du mois de janvier et indemnes de syndrome grippal à leur entrée, 15 ont contracté une grippe, confirmée à la biologie au cours de leur hospitalisation. Vous décidez de réaliser une étude cas/témoins afin de déterminer les facteurs associés à la survenue d'une grippe dans le service pour cette saison grippale. Le tableau suivant reprend une partie des résultats obtenus.

	Survenue d'une grippe au cours de l'hospitalisation		Odds-ratio [intervalle de confiance à 95 %]
	Oui (n = 15)	Non (n = 185)	
Sexe de l'enfant			
Masculin	7	85	1,03 [0,36-2,96]
Féminin*	8	100	
Chambre d'hospitalisation de l'enfant			
Individuelle	2	75	0,23 [0,05-1,05]
Collective*	13	110	
Interne responsable de l'enfant			
Vacciné	4	110	0,25 [0,08-0,81]
Non vacciné*	11	75	

* Catégorie de référence. (Les données de ce tableau sont fictives.)

Depuis le début du mois d'avril, vous présentez une toux discrète mais persistante. Fin avril, un nourrisson de 2 mois hospitalisé dans votre unité depuis 10 jours présente une toux qui devient rapidement quinteuse et s'accompagne d'accès de cyanose.

Questions

Question n°1 : En tant que professionnel de santé de 25 ans, pour quelles vaccinations êtes-vous tenus d'être à jour obligatoirement ou de manière facultative ?

Question n°2 : La grippe peut-elle constituer une infection nosocomiale et pourquoi ?

Question n°3 : Quel est le taux d'attaque lié à la grippe dans le service au cours du mois de janvier ?

Question n°4 : Quelles sont les 3 raisons principales à la vaccination des professionnels de santé contre la grippe ?

Question n°5 : De quel niveau de preuve bénéficie votre étude et comment interprétez-vous les résultats présentés dans le tableau ?

Question n°6 : Quel diagnostic vous semble le plus plausible au sujet du nourrisson ?

Réponses

Question n° 1

20 points

Vaccination obligatoire contre :
- diphtérie-tétanos-poliomyélite (rappel décennal) 4
- hépatite B (3 doses) 3
- tuberculose 2
- ± typhoïde (si travail en laboratoire exposant au risque de contamination) 1

Vaccination recommandée contre :
- grippe (revaccination annuelle) 4
- coqueluche (rappel si contact avec nourrissons < 6 mois) 3
- rougeole (rattrapage si contact avec sujets à risque) 1
- varicelle (si contact avec petite enfance, en l'absence d'antécédent de varicelle et en cas de sérologie négative) 1
- hépatite A (si exposition à un risque de contamination) 1

Question n° 2

10 points

La grippe peut constituer une infection nosocomiale : 5
- dès lors qu'elle était absente à l'entrée du patient à l'hôpital (survenue dans un délai d'au moins 48 heures après l'admission) 3
- le virus étant transmis par le personnel hospitalier ou l'entourage du patient (visiteurs) 2

Question n° 3

15 points

Taux d'attaque lié à la grippe dans le service au cours du mois de janvier = (nombre de nouveaux cas de grippe chez les enfants admis en janvier/nombre total d'enfants admis en janvier) × 100 5

= 15/200 = 7,5 pour 100 enfants hospitalisés 10

Question n° 4

10 points

Les principales raisons sont :
- la protection des patients à haut risque de complications (âges extrêmes de la vie et comorbidités) liées à la grippe (vaccination altruiste) 4
- la protection individuelle du professionnel contre la maladie (vaccination égoïste) 4
- la réduction de l'absentéisme au travail lors du pic épidémique 2

Question n° 5

20 points

Une étude cas-témoins est considérée de faible niveau de preuve scientifique (= 3) 5

Il existe un lien statistique entre le statut vaccinal de l'interne et la survenue d'une grippe nosocomiale chez l'enfant dont il est responsable 5

Le risque pour un enfant de contracter la grippe au cours de son hospitalisation est 4 fois plus élevé (1/0,25) s'il est pris en charge par un interne non vacciné 5

Les associations quantifiées au moyen des autres odds-ratios du tableau ne sont pas statistiquement significatives 5

Question n° 6 — 25 points

Il s'agit vraisemblablement d'une infection respiratoire bactérienne à *Bordetella pertussis* ou coqueluche ... 6

La justification de ce diagnostic regroupe les éléments suivants :

- nourrisson de 2 mois, non protégé contre la coqueluche (pas d'immunisation artificielle antérieure par la vaccination) ... 3
- notion de contage potentiel dans l'entourage (interne présentant une forme atypique de coqueluche avec un délai d'incubation compatible chez le nourrisson) ... 3
- toux évocatrice chez le nourrisson avec quintes asphyxiantes ... 3

La confirmation d'une suspicion de coqueluche chez le nourrisson repose sur le diagnostic direct à partir d'un prélèvement par aspiration nasopharyngée : ... 3

- culture sur milieu spécifique enrichi de Bordet-Gengou dans les 3 semaines suivant le début de la toux ... 3
- ou *Polymerase Chain Reaction* ... 3

Le diagnostic indirect par la sérologie est inutile avant l'âge de 6 mois ... 1

OBJECTIFS PÉDAGOGIQUES

N° 3 : Le raisonnement et la décision en médecine. La médecine fondée sur des preuves. L'aléa thérapeutique.
N° 72 : Interprétation d'une enquête épidémiologique.
N° 76 : Vaccinations : bases immunologiques, indications, efficacité, complications.
N° 78 : Coqueluche.
N° 91 : Infections nosocomiales.

DIFFICULTÉ

2 LIONS/3

Cas clinique transversal n°20

Monsieur R., âgé de 72 ans, vous est adressé en consultation pour hypertension artérielle et insuffisance rénale. Ce patient ne présente pas d'antécédents familiaux néphrologiques particuliers. Il a deux enfants en bonne santé. Il est porteur d'une hypertension artérielle ancienne et mal équilibrée pour laquelle un bilan d'hypertension artérielle secondaire en 2003 était négatif (Doppler des artères rénales et « bilan des surrénales ») d'après le patient. Il est suivi pour une hypercholestérolémie et une atteinte polyvasculaire avec une ectasie de l'aorte connue, une AOMI stade III. Il ne présente pas de coronaropathie. Il a des antécédents de prostatisme, actuellement bien équilibré, avec seulement deux mictions par nuit, et de chirurgie d'arthrose cervicale. Il présente un tabagisme à 50 PA, est buveur occasionnel et a comme traitement : aténolol 50, Aldactone® 50, Amlor® 10, valsartan (60 mg/j), Diffu-K® (6/j, 10 au maximum), Tahor® 10 mg, clopidogrel.

Il existe une hypertension artérielle difficile à équilibrer, avec une kaliémie à 3,6. La créatinine est mesurée à 124 µmol/L (88 µmol/L il y a 4 ans).

Le poids est de 63 kg pour 1,65 m. La pression artérielle est mesurée à 195/90 mmHg aux deux bras, avec un pouls à 50 montrant que le patient prend bien son traitement. L'examen ne montre pas d'œdèmes des membres inférieurs. Les pouls périphériques ne sont pas perçus. On perçoit un souffle abdominal à droite pouvant correspondre à une sténose de l'artère rénale. Les bruits du cœur sont réguliers sans souffle. Il n'y a pas de souffle carotidien.

Questions

Question n°1 : Quels arguments sont en faveur d'une HTA secondaire ? D'une sténose de l'artère rénale ?

Question n°2 : La kaliémie est-elle en faveur d'une étiologie secondaire ?

Question n°3 : Quels examens complémentaires permettent le diagnostic de sténose de l'artère rénale ? Quel est l'examen le plus adapté chez ce patient ? Justifiez.

Question n°4 : Une angio-IRM a été réalisée *(figure 1)*, dont voici le compte rendu :
- indication : bilan d'une HTA déséquilibrée ;
- technique : acquisition Flash 3D après injection de gadolinium ;
- résultat : l'examen montre une aorte abdominale discrètement ectasique, avec des parois très athéromateuses. Il n'y a pas d'anomalie des troncs digestifs ou des artères iliaques. À droite, le rein est de taille normale, avec une artère sans sténose évidente. En revanche, à gauche, il existe une sténose serrée du tronc de l'artère rénale gauche, le rein gardant une taille symétrique par rapport au côté droit ;
- conclusion : angio-IRM en faveur d'une sténose serrée du tronc de l'artère rénale gauche.

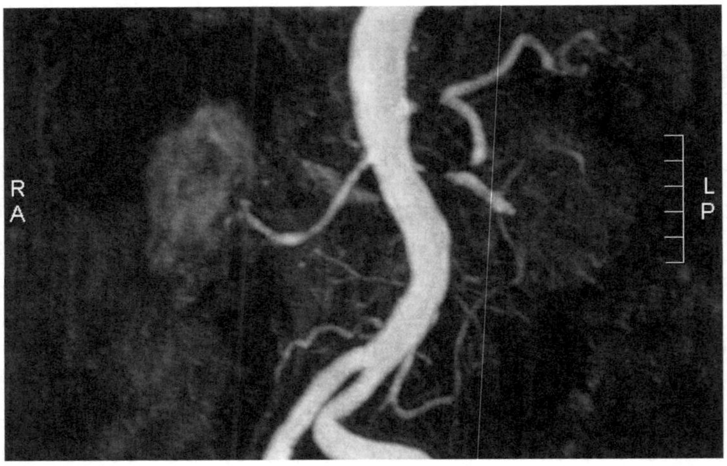

Figure 1.

Une angioplastie est-elle justifiée ? Quels sont les résultats attendus de cette intervention ? Quelles en sont les 3 principales complications ?

Question n°5 : Le traitement antihypertenseur est-il adapté ?

Question n°6 : Le patient présente-t-il une insuffisance rénale ? Si oui, quel est son stade et vous paraît-elle évolutive ?

Question n°7 : Quels sont les éléments cliniques et biologiques nécessaires au suivi de ce patient à ce stade d'IRC ? Quelles sont les cibles pour les différents paramètres ?

Question n°8 : Dans quelle circonstance clinique non retrouvée dans cette observation une sténose de l'artère rénale doit être systématiquement recherchée ?

Réponses

Question n°1

5 points

En faveur d'une **HTA secondaire** : une HTA résistante et difficile à équilibrer malgré le traitement et une hypokaliémie ou une kaliémie inadaptée 3

En faveur d'une **sténose de l'artère rénale** : le contexte polyvasculaire et le souffle abdominal 2

Question n°2

5 points

Oui, parce que la kaliémie est inadaptée : elle est à 3,6 mais le patient reçoit du Diffu-K®, est sous ARA 2 et sous Aldactone® 5

Question n°3

25 points

Écho-Doppler des artères rénales : examen de première intention. Il permet de révéler une asymétrie morphologique, une asymétrie de la taille des reins, une augmentation des vitesses en faveur d'une sténose. Il est facile à obtenir et peu coûteux mais est très opérateur-dépendant 5

Angiographie IRM : moins disponible et plus chère. L'inconvénient est la surestimation du degré de la sténose 5

Angioscanner : examen de bonne qualité avec un bon rendement mais présentant l'inconvénient de l'injection de produit de contraste iodé 5

Scintigraphie et angiographie veineuse et numérisée : abandonnées 1

Examen de référence : l'artériographie. C'est un examen invasif avec des complications potentielles 4

Dans ce dossier, l'examen le plus adapté est l'**angiographie IRM** : le patient présente une insuffisance rénale qui fait redouter une néphrotoxicité des produits de contraste à l'iode. Il a une atteinte polyvasculaire et l'angio-IRM permettra de dépister des plaques athéromateuses inflammatoires sur l'aorte 5

Question n°4

10 points

L'angioplastie est justifiée en présence d'une sténose très serrée, d'une HTA non contrôlée, d'une hypokaliémie sévère (stimulation du système rénine-angiotensine très importante), d'une insuffisance rénale, taille parenchymateuse conservée 4

Les résultats de cette procédure sur la fonction rénale sont une amélioration significative dans 25 % des cas, une stabilisation de la fonction rénale dans 50 à 60 % des cas et une aggravation parfois rapide de la fonction rénale dans 20 % des cas 3

Les principales complications sont une insuffisance rénale aiguë aux produits de contraste, une dissection de l'artère rénale imposant la pose d'un stent, des emboles de cholestérol ou cruoriques 3

Question n°5

10 points

Aténolol : non. Il n'a pas de coronaropathie mais une artérite des MI sévère et est un gros fumeur, probablement porteur d'une BPCO 2

Valsartan : le produit est adapté mais ici, il est prescrit à une dose insuffisante. Il ne doit pas être arrêté 2

Aldactone® : donné pour lutter contre l'hypokaliémie. L'association avec le valsartan et le Diffu-K® est dangereuse en cas d'insuffisance rénale 2

Diffu-K® : il faut être très prudent dans le cas d'une insuffisance rénale 2

Amlor® : il peut être utilisé dans cette indication 1

Il faut également donner des **indications diététiques** au patient pour réduire sa consommation en sel 1

Question n°6 — 10 points

La créatinine était à 88 µmol/L il y a 4 ans, ce qui correspond à un Cockcroft à 60 mL/min. Elle est maintenant à 124 µmol/L, ce qui correspond à un Cockcroft à 42 mL/min. Il y a donc une insuffisance rénale de stade III modérée 6

Le patient a perdu 20 mL/min de clairance en 4 ans, soit 5 mL/min par an, ce qui est très supérieur à la normale, qui est de 1 mL/min/an 4

Question n°7 — 30 points

Le premier élément de surveillance est la pression artérielle. Elle doit être inférieure à 130/80 mmHg chez un patient en insuffisance rénale chronique 5

La restriction sodée doit être contrôlée pour un sodium urinaire inférieur à 6 g/24 h 2

Les inhibiteurs de l'enzyme de conversion, les bloqueurs de l'angiotensine 2 sont indiqués systématiquement pour réduire la progression de l'insuffisance rénale 5

On doit obtenir une réduction des apports en protéines à environ à 0,7 et 0,8 g/kg/24 h, que l'on surveillera par l'urée urinaire et sécrétée sur 24 h 5

L'hémoglobine doit être systématiquement dosée et un traitement par EPO doit être débuté si l'hémoglobine descend en dessous de 110 g/L. L'EPO ne doit être débutée que si le stock en fer est inadapté 2

Le cholestérol LDL doit être traité par statine pour obtenir un taux inférieur à 1 g/L 2

La cible de PTH doit être entre 50 et 100 pmol/L 2

Le dosage de vitamine 25-OH-D3 doit être normalisé 1

La réserve alcaline doit être corrigée par du bicarbonate pour être supérieure à 23 1

Tout patient doit être vacciné contre l'hépatite B pour obtenir un taux protecteur 2

L'acide urique doit être corrigé pour être inférieur à 500 1

Les patients doivent bénéficier d'une protection vasculaire, d'une information à la dialyse, d'une information aux méthodes de suppléance, dialyse et transplantation 1

Les veines des MS doivent être préservées 1

Question n°8 — 5 points

L'œdème aigu du poumon flash 5

RÉFÉRENCES

Méthodes diagnostiques : sténoses de l'artère rénale.
HAS

Revascularisation des sténoses athéroscléreuses de l'artère rénale. Indications et résultats.
Guéry et al. 2001 ; 1456-61.

Réussir l'ENC. Néphrologie. Néphropathies vasculaires.
Collège universitaire des enseignants de néphrologie. Paris : Éditions Ellipses, 2005.

OBJECTIFS PÉDAGOGIQUES

Objectif principal
N° 134 : Néphropathies vasculaires.

Objectifs secondaires
N° 130 : Hypertension artérielle de l'adulte.
N° 219 : Troubles de l'équilibre acido-basique et désordres hydroélectrolytiques.
N° 253 : Insuffisance rénale chronique.

DIFFICULTÉ

2 LIONS/3

Cas clinique transversal n°21

Une femme de 38 ans, sans antécédent médical ni allergique, se présente pour un acte ambulatoire de liposuccion au niveau de l'abdomen, des hanches et des cuisses. Le geste chirurgical est réalisé sous anesthésie locale. La technique d'anesthésie locale pour liposuccion consiste dans l'injection sous-cutanée des régions à traiter d'une solution de lidocaïne à 0,1 % (soit 1 mg/mL), additionnée d'adrénaline à 1/100 000 (soit 10 μg/mL) : 1 000 mL de cette solution sont administrés en sous-cutané par l'intermédiaire d'une pompe péristaltique. Trente minutes après l'administration de la solution de lidocaïne adrénalinée, la patiente présente une agitation suivie rapidement d'une crise tonicoclonique. Puis survient un arrêt cardiorespiratoire. Le médecin en charge de la patiente commence la réanimation et appelle l'équipe d'aide médicale urgente qui arrive dans un délai de 30 minutes. La patiente est en asystolie. Les manœuvres de réanimation sont poursuivies et l'on administre de l'adrénaline, du bicarbonate et du chlorure de calcium par une voie veineuse centrale. La patiente décède après 60 minutes de réanimation inefficace.

Questions

Question n°1 : Quelle est la cause la plus probable du décès ?

Question n°2 : Citez les différents types de toxicité des anesthésiques locaux.

Question n°3 : Citez le mécanisme d'action principal des anesthésiques locaux sur la cellule.

Question n°4 : Quels sont les signes cliniques en cas de toxicité systémique neurologique ?

Question n°5 : Quels sont les signes cliniques et paracliniques en cas de toxicité systémique cardiaque des anesthésiques locaux.

Question n°6 : Qu'est-ce que la classification ASA ? Donnez les doses maximales utilisables chez un adulte jeune, de classe ASA 1, pour la lidocaïne et pour la lidocaïne adrénalinée.

Question n°7 : Citez la voie métabolique des anesthésiques locaux de type amide.

Question n°8 : Citez les avantages des solutions adrénalinées d'anesthésiques locaux et leurs contre-indications absolues.

Question n°9 : Lors de la procédure judiciaire demandée par la famille, quel élément sera discuté en dehors du dépassement de la dose maximale ?

Réponses

Question n° 1 — 10 points

Surdosage en lidocaïne 10

0 à la question si autre réponse.

Question n° 2 — 10 points

Toxicité locale 2
Toxicité systémique neurologique 3
Toxicité systémique cardiaque 3
Allergie 1
Méthémoglobinémie 1

Question n° 3 — 10 points

Blocage des canaux sodiques 10

Question n° 4 — 20 points

Bourdonnements d'oreille 2
Dysesthésies buccales et péribuccales (goût métallique) 2
Logorrhée 2
Crise tonicoclonique 7
Coma 7

Question n° 5 — 20 points

Collapsus cardiovasculaire 4
Ralentissement de la conduction atrioventriculaire (bloc atrioventriculaire) 4
Élargissement du QRS 4
Tachycardie ventriculaire, fibrillation ventriculaire 4
Asystolie 4

Question n° 6 — 10 points

La classification de l'*American Society of Anesthesiologists* définit l'état général du patient devant subir une anesthésie, dans le but de quantifier le risque anesthésique 2
Un patient ASA 1 ne présente pas d'atteinte systémique 2

Doses maximales :

- lidocaïne : 5 mg/kg (au maximum 300 mg) 3
- lidocaïne adrénalinée : 7 mg/kg (au maximum 500 mg) 3

Question n° 7 — 5 points

Métabolisme hépatique (par le cytochrome P450) 3
Le débit sanguin hépatique participe donc à ce métabolisme 2

Question n° 8 — 10 points

Avantages :
- baisse de l'absorption systémique 2,5
- prolongation de la durée de l'anesthésie 2,5

Contre-indications absolues :
- utilisation dans les régions où la circulation est de type terminal (pénis, face, doigt, orteil) 2,5
- traitement par IMAO de première génération (non sélectifs) 2,5

Question n° 9 — 5 points

Le patient a-t-il été informé des risques liés à l'anesthésie choisie ? 3,5

Le médecin doit fournir la preuve de cette information 1,5

RÉFÉRENCES

Pratique des anesthésies locales et locorégionales par des médecins non spécialisés en anesthésie-réanimation, dans le cadre des urgences.
Conférence d'experts – SFAR, 2002.

Anesthésie locale, locorégionale et générale.
Lehot JJ, Freisz M. Rev Prat 2004 ; 54 (5) : 539-48.

L'obligation d'informer le patient.
Sargos P. Petites Affiches 1999 ; 189 : 9-14.

OBJECTIFS PÉDAGOGIQUES

Objectif principal
N° 67 : Anesthésie locale, locorégionale et générale.

Objectif secondaire
N° 10 : La responsabilité médicale.

DIFFICULTÉ

3 LIONS/3

Cas clinique transversal n°22

Vous recevez aux urgences Mlle A., 26 ans, amenée par les pompiers pour coma avec un épisode convulsif. C'est le petit ami de Mlle A. qui a prévenu les secours : quand il est rentré 90 minutes après leur dispute, Mlle A. était inconsciente. Il a retrouvé plusieurs boîtes vides de clomipramine (Anafranil®) sur la table du salon.

À l'examen, Mlle A. est hypotendue (pression artérielle à 70/35 mmHg) et tachycarde à 135 bpm.

Questions

Question n°1 : Quels sont les signes cliniques d'une intoxication aiguë à la clomipramine ?

Question n°2 : Quel examen paraclinique réalisez-vous immédiatement ? Dans quel but ?

Question n°3 : Donnez les effets pharmacologiques et les éléments importants de pharmacocinétique de la clomipramine.

Question n°4 : Quel traitement mettez-vous en œuvre immédiatement ?

Question n°5 : Quels sont les mécanismes possibles à l'origine de l'hypotension ? Comment en faire le diagnostic ? Comment corrigerez-vous cette hypotension ?

Question n°6 : L'électrocardiogramme réalisé montre un élargissement des complexes QRS, supérieur à 120 ms. À quoi cela est-il dû ? Quelle est votre attitude ?

RÉPONSES

Question n° 1

15 points

Signes cliniques d'intoxication aux antidépresseurs tricycliques	0,5
Symptômes 1 à 3 heures après l'ingestion	0,5
Symptomatologie maximale avant la sixième heure	0,5
Syndrome anticholinergique, précoce, fréquent, transitoire :	1
- encéphalopathie anticholinergique : syndrome confusionnel, délire, dysarthrie, propos incohérents, agitation, myoclonies	0,5
- signes atropiniques :	0,5
• tachycardie sinusale	0,5
• mydriase bilatérale peu réactive	0,5
• paralysie de l'accommodation	0,5
• rétention aiguë d'urines, dysurie	0,5
• diminution du péristaltisme abdominal	0,5
• sécheresse cutanéomuqueuse	0,5
• bronchodilatation	0,5
• fièvre	0,5
Coma :	0,5
• peu profond	0,5
• agité	0,5
• hypertonique	0,5
Syndrome pyramidal diffus : réflexes ostéotendineux vifs et diffusés, réflexes cutanés plantaires en extension	0,5
Convulsions fréquentes dans les premières heures	1
Troubles cardiovasculaires :	0,5
• tachycardie sinusale	0,5
• troubles du rythme	0,5
• hypotension	0,5
Dépression respiratoire modérée, avec encombrement bronchique	1
À distance : pneumopathie d'inhalation, SDRA	0,5
Signes de compression : œdème, érythème, phlyctènes	0,5

Question n° 2

15 points

Électrocardiogramme en urgence	5
Les troubles cardiovasculaires font la gravité	0,5
Les tricycliques ont des effets cardiaques :	0,5
• indirects, résultant des propriétés anticholinergiques : tachycardie sinusale	1
• directs, par effet stabilisant de membrane sur les cellules myocardiques	1
On recherche sur l'ECG :	
• aplatissement des ondes T	1
• troubles de la repolarisation	1
• allongement du QT	1
• élargissement des QRS (> 120 ms) par blocage de la conduction intraventriculaire	1
• bloc auriculoventriculaire	1
• troubles du rythme : tachycardie ventriculaire ou supraventriculaire, extrasystoles, bradyarythmie ventriculaire, bradycardie, torsade de pointe	2

Question n° 3 — 10 points

Effets pharmacologiques = inhibition sélective de la monoamine : ... 1,5
- effet anticholinergique central et périphérique ... 1
- effet alpha-adrénergique ... 1
- effet stabilisant de membrane, appelé « quinidine-*like* » : augmentation du seuil d'excitabilité, diminution de la capacité de conduction et de l'automaticité ... 1
- effet inotrope négatif avec possible choc cardiogénique ... 1

Pharmacocinétique :
- résorption digestive importante ... 1
- forte affinité protéique et tissulaire ... 0,5
- volume de distribution élevé ... 0,5
- métabolisation hépatique importante donnant des dérivés actifs et inactifs ... 1
- élimination essentiellement urinaire ... 1
- passage transplacentaire et dans le lait maternel ... 0,5

Question n° 4 — 20 points

Hospitalisation en unité de soins intensifs ou réanimation ... 1

Monitorage (scope, pression non invasive, SpO_2, ECG) ... 1

Intubation orotrachéale et ventilation mécanique car coma ... 2

Pose de deux voies veineuses périphériques, d'une voie centrale ... 1

Rééquilibration hydroélectrolytique ... 2

Remplissage vasculaire modéré (expansion volémique) ... 2

Évacuation du toxique :

- lavage gastrique car intoxication récente : ... 2
  - après intubation orotrachéale ... 0,5
  - par tube de Faucher ... 0,5
  - aspiration du contenu gastrique ... 0,5
  - lavage avec un mélange eau/sérum physiologique ... 0,5
  - jusqu'à obtention d'un liquide clair (environ 10 litres) ... 0,5
- charbon activé : 50 g à l'admission, puis 25 g toutes les 4 à 6 heures ... 2

Diurèse osmotique neutre pour augmenter l'élimination urinaire des tricycliques ... 2

Traitement des convulsions par diazépam ... 1

Prévention des complications de décubitus et de l'ulcère de stress ... 1

Surveillance ... 0,5

Question n° 5 — 20 points

Deux mécanismes possibles :
- choc vasoplégique ... 2,5
- choc cardiogénique ... 2,5

Diagnostic :
- échographie cardiaque transthoracique (ETT), avec évaluation de la fraction d'éjection du ventricule gauche ... 3
- discuter la mise en place d'un cathéter de Swan-Ganz pour étude des résistances vasculaires systémiques, du débit cardiaque, de l'index cardiaque ... 2
- si index cardiaque augmenté et résistances vasculaires périphériques effondrées : choc vasoplégique ... 2
- si index cardiaque effondré et résistances vasculaires périphériques augmentées : choc cardiogénique ... 2

Traitement si QRS normal :
- expansion volémique par macromolécules sous surveillance PVC ou ETT ... 1
- si choc cardiogénique : traitement inotrope par dobutamine, adrénaline, ... 2
- voire ECMO si le traitement médical est insuffisant ... 1
- si choc vasoplégique : amines vasopressives type noradrénaline ... 2

Question n° 6

	20 points
Élargissement des QRS dû à l'effet « quinidine-*like* »	3
Effet stabilisant de membrane	3
Avec **blocage de la conduction intraventriculaire**	5
Administration de **bicarbonate molaire** :	2
• 250 mL + 2 g de KCl en 30 min	1
• à renouveler si besoin	1
• au maximum 1 litre par 24 heures	1
Sympathomimétique alpha et bêta si inefficace	2
ECMO* si inefficace	2

** Extracorporal Membrane Oxygenation.*

RÉFÉRENCES

Intoxications graves par les cardiotropes.
Conférences d'actualisation – SFAR, 2002 : p. 555-71.

OBJECTIFS PÉDAGOGIQUES

Objectif principal
N° 214 : Principales intoxications aiguës.

DIFFICULTÉ

3 LIONS/3

Cas clinique transversal n°23

M. B., agriculteur de 27 ans, sans antécédents pathologiques, est admis en réanimation pour tétraplégie. Depuis quelques jours, il ressentait des myalgies au niveau des membres inférieurs et une fatigabilité à la marche, aboutissant la veille de l'hospitalisation à une paraplégie. À l'examen, la tétraplégie est complète, flasque, avec abolition des réflexes ostéotendineux et conservation des réflexes idiomusculaires. Il n'existe aucun trouble de la sensibilité, ni de la conscience. Les nerfs crâniens sont respectés.

Questions

Question n°1 : Quels diagnostics envisagez-vous et comment les confirmez-vous ?

Question n°2 : Voici son ECG *(figure 1)*. Quel trouble métabolique évoque-t-il ?

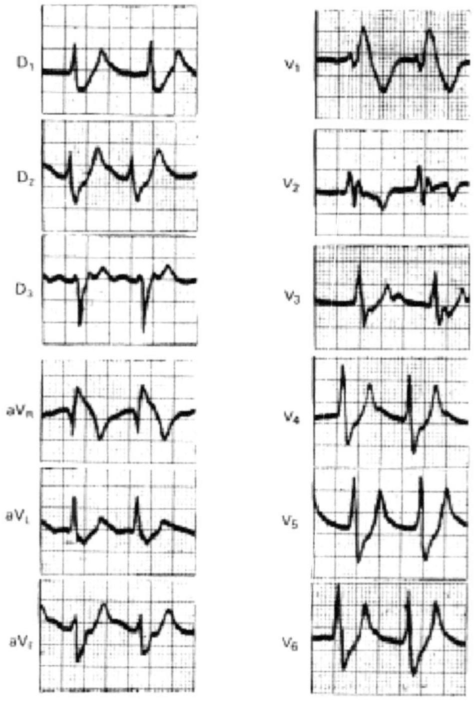

Figure 1.

Question n°3 : L'insuffisance respiratoire aiguë étant marquée par une toux faible, une paralysie diaphragmatique et la mise en jeu des muscles respiratoires accessoires, une intubation et une ventilation artificielle sont nécessaires. Le ionogramme plasmatique montre : K^+ = 8,5 mmol/L, Na^+ = 118 mmol/L, HCO_3^- = 14 mmol/L, urée = 25,5 mmol/L, protéinémie = 77 g/L, hématocrite = 60 %, glycémie = 5,2 mmol/L, calcémie totale = 2,56 mmol/L. La tension artérielle systolique est à 75 mmHg, la fréquence cardiaque à 90/min et la température à 35,5 °C. Quelles étiologies de l'hyperkaliémie envisagez-vous ?

Question n°4 : Quelles sont les étiologies de ce trouble endocrinien ? Comment vous orientez-vous vers l'une de ces étiologies ?

Question n°5 : Donnez le traitement symptomatique et étiologique.

Réponses

Question n°1 — 20 points

Pathologies neurologiques :

- compression médullaire haute (voir TDM, IRM) 2
- polyradiculonévrite inflammatoire aiguë ou syndrome de Guillain-Barré (dissociation albuminocytologique à la ponction lombaire, infection récente) 4
- poliomyélite antérieure aiguë (étude du LCR, EMG) 2
- autres polyneuropathies aiguës à prédominance motrice : 2
  - porphyrie aiguë intermittente 1
  - vascularites nécrosantes 1
  - intoxications aiguës (métaux lourds, thallium, arsenic, organophosphorés) 1
  - diphtérie 1

Pathologies métaboliques (dosages plasmatiques, ECG) : 3
  - hypophosphorémie sévère 1
  - hypokaliémie sévère 1
  - hyperkaliémie après élimination d'une hémolyse 1

Question n°2 — 10 points

Hyperkaliémie : 3

- troubles de repolarisation : ondes T amples, pointues et symétriques 2
- troubles de conduction : 2
  - bloc auriculoventriculaire du premier degré 1
  - élargissement du QRS à type de bloc de branche droit 1

Risques : asystolie, fibrillation ventriculaire 1

Question n°3 — 20 points

Insuffisance surrénale aiguë 5

- évoquée, dans le cas présent, par :
  - le collapsus 2
  - l'hyponatrémie 2
  - la déshydratation extracellulaire (protidémie et hématocrite élevés) 2
- confirmée par :
  - l'hypocortisolémie ne s'élevant pas après test au Synacthène® 1
  - l'hypoaldostéronémie 1

Insuffisance rénale aiguë ou chronique (modérée dans le cas présent) 2

Apports massifs de potassium 2

Prise de **médicaments hyperkaliémiants** 2

Adynamie épisodique héréditaire de Gamstorp, par transfert de potassium 1

Question n°4 — 20 points

Insuffisance antéhypophysaire :	5
• teint pâle	0,5
• ACTH plasmatique effondrée	1,5
• autres atteintes endocriniennes (thyroïde, gonades)	1,5
Insuffisance périphérique :	5
- mélanodermie	0,5
- plaques ardoisées au niveau des lèvres et de la muqueuse buccale	0,5
- ACTH plasmatique élevée	1
- possible association à un diabète sucré	0,5
- causes de l'insuffisance surrénale :	
• rétraction corticale	1
• surrénalectomie	1
• infectieuse (tuberculose, sepsis sévère)	1
• hémorragie de la loge surrénale	1

Question n°5 — 30 points

Urgence médicale	1
Traitement symptomatique immédiat	
Assistance respiratoire sous surveillance de la saturation en oxygène et du CO_2 expiré	1
Réhydratation extracellulaire	2
- sur voie veineuse périphérique	1
- soluté salé isotonique :	1
• 4 à 6 L seront nécessaires lors des premières 24 h sous surveillance hémodynamique, respiratoire et rénale (sonde vésicale)	1
• afin de surveiller l'hémodynamique, la gazométrie et les ionogrammes, la mise en place d'un cathéter artériel sera proposée	1
• l'hyponatrémie sera corrigée lentement pour éviter des troubles neurologiques centraux	1
Traitement de l'hyperkaliémie :	
• soluté glucosé hypertonique et insuline : 500 mL de sérum glucosé 30 % + 30 UI d'insuline ordinaire	2
• gluconate de calcium à 10 % en perfusion (antagonisme des effets membranaires)	2
• chélateur digestif du potassium (Kayexalate®)	1
• salbutamol en perfusion	1
• si nécessaire : épuration extrarénale avec bain sans potassium	2
• alcalinisation par bicarbonates intraveineux, à discuter	1
Surveillance clinique (fréquence cardiaque, pression artérielle, diurèse, signes de rétention hydrosodée, électrocardiogramme) et paraclinique (kaliémies régulières, glycémies, gazométries)	2
Traitement étiologique	
Traitement de l'insuffisance surrénale aiguë :	
- hémisuccinate d'hydrocortisone :	
• 100 mg par voie intraveineuse, à répéter toutes les 8 heures à J1, puis toutes les 12 heures à J2, puis 50 mg toutes les 12 heures à J3	2
• avec relais par hydrocortisone : 50 mg à 100 mg/j, jusqu'à guérison, à doses dégressives, jusqu'à la dose d'entretien	2
- minéralocorticoïde car insuffisance surrénale sévère :	1
• en intramusculaire d'abord : acétate de désoxycorticostérone, 10 mg/j	1
• avec relais *per os* par fludrocortisone	1
Traitement de la cause de l'insuffisance surrénale	3

OBJECTIFS PÉDAGOGIQUES

Objectif principal :
N° 255 : Insuffisance surrénale.

Objectif secondaire :
N° 219 : Troubles de l'équilibre acidobasique et désordres hydroélectolytiques.

DIFFICULTÉ

3 LIONS/3

Cas clinique transversal n°24

Une jeune fille de 21 ans est amenée aux urgences par les pompiers : elle a été retrouvée par ses parents inconsciente à son domicile. Deux boîtes de Gardénal® à 50 mg (30 comprimés par boîte) ont été trouvées près d'elle, ainsi qu'une bouteille de vodka à moitié vide.

À l'arrivée aux urgences, la patiente est inconsciente, mails il existe une ouverture des yeux à la douleur, avec évitement non adapté, et geignements.

Questions

Question n°1 : À combien cotez-vous le score de Glasgow ? Que vous attendez-vous à trouver à l'examen clinique neurologique ?

Question n°2 : Quelles autres complications immédiates recherchez-vous à l'examen clinique ?

Question n°3 : Quel bilan paraclinique réalisez-vous en urgence et dans quel but ?

Question n°4 : Quelle est votre prise en charge thérapeutique initiale ?

Question n°5 : Deux jours après son admission, la patiente est fébrile à 38,5 °C avec une hyperleucocytose modérée. Quelle étiologie évoquez-vous ?

Réponses

Question n° 1 — 20 points

Calcul du **score de Glasgow** :
- ouverture des yeux à la douleur : 2 3
- réponse verbale incompréhensible : 2 3
- réponse motrice en évitement : 4 3
- total : Glasgow à 8 1

À l'**examen clinique** :
- coma calme 2
- hypotonique 2
- hyporéflexique voire aréflexible 2
- sans signe de focalisation 2
- pupilles symétriques 2

Question n° 2 — 25 points

En rapport avec l'intoxication barbiturique :

- dépression respiratoire 3
- encombrement trachéobronchique, ... 2
  évoquant une inhalation 3
- hypothermie 3
- perturbations hémodynamiques modérées : 3
  - pression artérielle normale ou modérément basse 1

En rapport avec le coma :

- troubles compressifs : 1
  - érythème 1
  - phlyctènes 1
  - rhabdomyolyse 2

En rapport avec l'intoxication alcoolique : 1
- hypoglycémie 1

Toxiques associés 3

Question n° 3 — 20 points

Confirmation et importance de l'intoxication : 1
- dosage quantitatif du phénobarbital dans le sang en urgence 2
- alcoolémie 2
- recherche d'autres toxiques associés 2

Retentissement respiratoire :

- gazométrie artérielle : 2
  - hypoxie 1
  - acidose 1
- recherche d'une inhalation : 1
  - radiographie pulmonaire 2

Recherche d'une rhabdomyolyse : ... 2
- dosage de CPK, LDH, myoglobine ... 1

Bilan systématique :
- numération-formule sanguine, plaquettes ... 0,5
- bilan de coagulation ... 0,5
- ionogramme sanguin ... 0,5
- urée, créatinine sanguines ... 0,5
- électrocardiogramme ... 1

Question n° 4 — 25 points

En urgence

Monitorage (scope ECG, tensionnel, saturomètre) ... 1

Pose de deux voies veineuses ... 1

Intubation orotrachéale et **ventilation mécanique**, ... 5

car score de Glasgow < 8 et probable retentissement respiratoire

Réhydratation et correction des troubles électrolytiques ... 1

Expansion volémique (remplissage vasculaire) en cas d'hypotension ... 2

Réchauffement progressif externe ... 2

Lavage gastrique ... 3

Charbon activé ... 3

Diurèse osmotique alcaline pour pH urinaire > 7,5 ... 4

Sondage urinaire ... 1

Anticoagulation prophylactique et prévention des complications de décubitus ... 1

Surveillance : diurèse, état hémodynamique et cardiorespiratoire, état de conscience, pH urinaire ... 1

Question n° 5 — 10 points

Recherche d'une **pneumopathie d'inhalation** ... 5

ou syndrome de Mendelson ... 3

Arguments :
- syndrome infectieux : hyperthermie, hyperleucocytose ... 1
- possible inhalation lors de la perte de connaissance avec abolition du réflexe de protection des voies aériennes supérieures ... 1

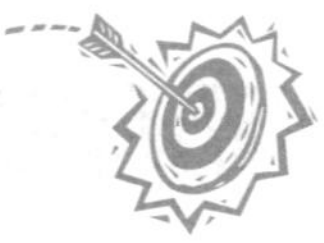

OBJECTIFS PÉDAGOGIQUES

Objectif principal

N° 214 : Principales intoxications aiguës.

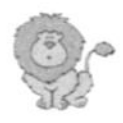

DIFFICULTÉ

1 LION/3

Cas clinique transversal n°25

Madame X, 65 ans, tabagique et hypertendue, traitée par bisoprolol, consulte en raison de l'aggravation récente d'une dyspnée d'effort, actuellement stade III. Elle décrit par ailleurs des douleurs thoraciques typiques d'effort apparues 4 mois plutôt.

L'examen physique note une tension artérielle à 175/55 mmHg, un souffle diastolique doux 4/6 au foyer aortique irradiant le long du bord gauche du sternum, associé à un souffle protosystolique aortique et un discret roulement diastolique au foyer mitral. On perçoit de discrets crépitants aux deux bases pulmonaires ; on note une hyperpulsatilité des pouls.

L'électrocardiogramme est joint ci-dessous *(figure 1)*. La radiographie thoracique montre une surcharge vasculaire périhilaire discrète et un aspect globuleux de l'arc inférieur gauche.

L'échographie cardiaque transthoracique montre :

- fusion des trois commissures associées à une rétraction des trois sigmoïdes responsables d'une fuite centrale dont l'orifice régurgitant est égal à 35 mm^2 et dont le volume régurgité est égal à 60 mL par battement ;
- fraction d'éjection VG = 45 % ;
- diamètre télésystolique indexé = 35 mm/m^2 ;
- diamètre mesuré au niveau des sinus de Valsalva = 37 mm.

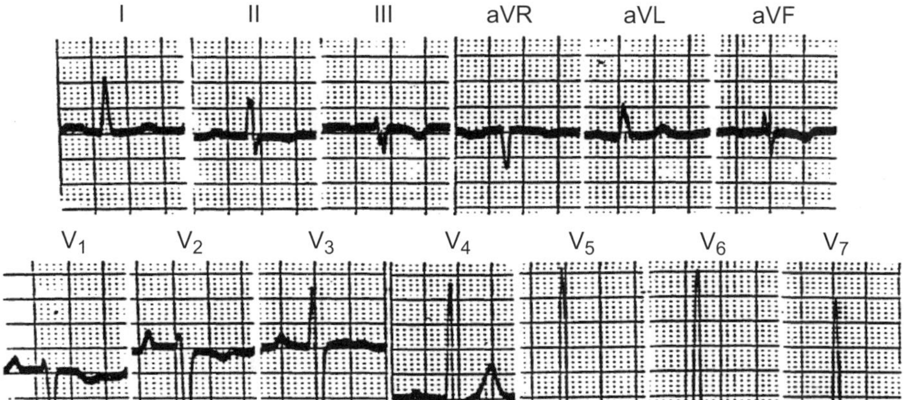

Figure 1.

Questions

Question n°1 : Commentez l'auscultation cardiaque de la patiente.

Question n°2 : Comment interprétez-vous les douleurs thoraciques ? Définissez le stade NYHA III.

Question n°3 : Interprétez l'électrocardiogramme.

Question n°4 : Quels sont les signes cliniques et paracliniques de sévérité de cette valvulopathie ?

Question n°5 : Commentez les résultats échographiques. Quel est votre diagnostic ?

Question n°6 : Le traitement bêtabloquant vous paraît-il le plus approprié ? Existe-t-il un traitement médicamenteux plus adapté ?

Question n°7 : Posez-vous l'indication de correction chirurgicale de la régurgitation aortique et pourquoi ?

Question n°8 : Quel est le rôle, chez cette patiente, du cathétérisme cardiaque ?

Question n°9 : Quels sont, brièvement, les avantages et inconvénients des prothèses aortiques mécaniques et biologiques ?

Réponses

Question n°1 — 11 points

Le souffle diastolique doux 4/6 au foyer aortique irradiant le long du bord gauche du sternum signe l'existence d'une insuffisance aortique 4

Le souffle protosystolique aortique est fréquemment associé et correspond à un souffle d'hyperdébit secondaire à la surcharge volémique induite par la fuite 3

Le roulement diastolique mitral (roulement de Flint) correspond à une sténose mitrale fonctionnelle sous le « poids » de la fuite qui gêne l'ouverture mitrale en diastole 4

Question n°2 — 13 points

Les douleurs thoraciques typiques sont vraisemblablement d'origine angineuse 2

Elles peuvent avoir deux origines : 2

- soit un angor fonctionnel lié à la sévérité de la fuite, les coronaires se remplissant en diastole 3
- et/ou un angor secondaire à un athérome coronarien, chez cette patiente de 65 ans tabagique et hypertendue 3

La dyspnée d'effort stade III de la NYHA correspond à une dyspnée survenant pour des efforts minimes de la vie courante 3

Question n°3 — 10 points

Rythme sinusal 2

Axe 10° 2

PR normal 2

Surcharge ventriculaire gauche avec indice de Sokolov > 35 mm 2

Surcharge VG de type diastolique car ondes T positives en territoire latéral 2

Question n°4 — 16 points

Signes cliniques de sévérité de l'IAo :

- dyspnée stade III 2
- angor 2
- intensité du souffle et roulement diastolique 2
- crépitants pulmonaires 2
- hyperpulsatilité des pouls 2
- élargissement de la pression artérielle différentielle avec diastolique basse 2

Signes paracliniques de sévérité de l'IAo :

- aspect globuleux de l'arc inférieur gauche, correspondant à un début de dilatation du ventricule gauche et surcharge vasculaire 2
- surcharge ventriculaire gauche électrique 2

Question n°5 — 10 points

Il s'agit d'une insuffisance aortique rhumatismale 2

Elle est typique et sévère (seuil de sévérité par méthode quantitative : orifice régurgitant $\geq$ 30 mm^2, volume régurgité $\geq$ 60 mL) 2

La fraction d'éjection = 50 % traduit un début d'altération de la fonction systolique ventriculaire gauche 2

Cette altération est confirmée par le diamètre télésystolique indexé > 25 mm/m^2, traduisant un début de dilatation ventriculaire gauche 2

L'aorte ascendante en revanche n'est pas dilatée au niveau des sinus de Valsalva 2

Question n°6 — 12 points

Non, le traitement bêtabloquant est contre-indiqué, pour deux raisons : ... 2
- les bêtabloquants n'ont jamais fait la preuve de leur efficacité dans le traitement médicamenteux de l'insuffisance aortique ... 2
- le traitement bêtabloquant est contre-indiqué chez cette patiente dyspnéique, présentant des crépitants pulmonaires et porteuse d'une dysfonction ventriculaire gauche décompensée ... 2

Oui, les inhibiteurs de l'enzyme de conversion seraient adaptés : ... 2
- ils ont montré un bénéfice en termes de réduction de la régurgitation dans quelques études ... 1
- aucun bénéfice en termes de réduction de la morbimortalité n'a cependant jamais été démontré ... 1
- dans le cas de cette patiente, leur utilisation est de toute façon justifiée par le début de l'altération de la fonction systolique ventriculaire gauche ... 2

Question n°7 — 10 points

Il existe une indication chirurgicale formelle chez cette patiente pour les raisons suivantes : ... 2
- existence d'une insuffisance aortique sévère (prérequis bien évidemment indispensable avant toute décision chirurgicale chez les patients porteurs d'une insuffisance aortique) ... 2
- insuffisance aortique symptomatique ... 2
- altération de la fonction systolique ventriculaire gauche ... 2
- dilatation ventriculaire gauche ... 2

Dès lors que le caractère sévère de la fuite était confirmé par l'échocardiographie, le seul caractère symptomatique de la fuite était en soi, quel que soit l'état de la fonction ventriculaire gauche, une indication chirurgicale.

Chez les patients asymptomatiques porteurs d'une IAo sévère, la seule altération de la fraction d'éjection (< 55 %) ou la seule dilatation du ventricule gauche (diamètre télésystolique indexé > 25 mm/m² ou diamètre télédiastolique > 70 mm) indique la correction chirurgicale de la fuite.

Parmi les patients porteurs d'une fuite aortique sévère, les seuls pouvant être suivis médicalement (éventuellement sous inhibiteurs de l'enzyme de conversion) sont les patients asymptomatiques, dont la fraction d'éjection est > 55 % et dont le ventricule gauche n'est pas dilaté. Tous les autres doivent être considérés comme candidats potentiels à la chirurgie. Cette décision devra bien évidemment prendre en compte la comorbidité associée, déterminant le risque opératoire.

Question n°8 — 6 points

Le cathétérisme cardiaque (exploration angiohémodynamique) n'a aucun intérêt ni pour le diagnostic de l'IAo ni pour sa quantification ni pour l'appréciation de la fonction ventriculaire gauche ... 3

Son seul intérêt réside dans l'exploration du réseau coronarien (coronarographie), à titre systématique avant toute chirurgie et tout particulièrement chez cette patiente âgée, tabagique, hypertendue, avec une dyspnée d'effort et présentant des douleurs thoraciques ... 3

Question n°9 — 12 points

Prothèse mécanique :
- avantage : leur durabilité ... 3
- inconvénient : nécessité de prendre des antivitamines K à vie ... 3

Prothèse biologique :
- avantage : traitement AVK non nécessaire ... 3
- inconvénient : leur moindre durabilité par rapport aux mécaniques ... 3

RÉFÉRENCES

Prise en charge des valvulopathies acquises et des dysfonctions de prothèse valvulaire.
Recommandations de la Société française de cardiologie. Arch Mal Cœur Vaiss 2005 ; 98 (2 Suppl).

OBJECTIFS PÉDAGOGIQUES

Objectif principal :
N° 249 : Insuffisance aortique.

Objectifs secondaires :
N° 4 : Évaluation des examens complémentaires dans la démarche médicale : prescriptions utiles et inutiles.
N° 197 : Douleur thoracique aiguë et chronique.
N° 198 : Dyspnée aiguë et chronique.
N° 309 : Électrocardiogramme : indications et interprétation.

DIFFICULTÉ

3 LIONS/3

Cas clinique transversal n°26

Vous voyez en consultation une jeune femme de 23 ans, pour son bilan prénuptial.

Ses facteurs de risque se résument à une consommation tabagique modérée (1 ou 2 cigarettes par jour). Elle ne prend aucun traitement hormis une pilule contraceptive œstroprogestative. À l'examen clinique, vous retrouvez une tension artérielle à 130/70 mmHg, un pouls à 80/min, un poids à 68 kg pour 1,62 m. L'auscultation cardiaque retrouve un click mésosystolique + souffle télésystolique, maximal à l'apex, avec irradiation dans l'aisselle. L'auscultation pulmonaire est normale, et le reste de l'examen clinique est sans particularité. La patiente est parfaitement asymptomatique.

Questions

Question n°1 : Décrivez les éléments paracliniques systématiques de votre bilan prénuptial.

Question n°2 : Quel examen complémentaire est nécessaire compte tenu du contexte de cette patiente ? Quel est le diagnostic le plus probable ?

Question n°3 : Si ce diagnostic est confirmé, citez les raisons qui pousseraient à retenir une indication chirurgicale chez cette patiente asymptomatique.

Question n°4 : L'ensemble du bilan réalisé est rassurant et la patiente vous fait part d'un projet de grossesse à court terme. Quelles recommandations adaptées à votre patiente pouvez-vous formuler ?

Question n°5 : La patiente est finalement perdue de vue et vous la retrouvez en consultation 10 ans plus tard, accompagnée de ses deux enfants âgés de 5 et 3 ans. Depuis quelques semaines, il existe une sensation de palpitations et un essoufflement à l'effort, ce qui motive sa consultation. L'examen clinique retrouve une tension artérielle à 120/80 mmHg, un pouls irrégulier à 110 bpm, un éclat de B2 au foyer pulmonaire, le souffle est intense et holosystolique. Elle est apyrétique. Lors du bilan échocardiographique, la fraction d'éjection est à 53 %. Comment interprétez-vous cette évolution clinique ?

Question n°6 : Quel traitement médical s'impose ?

Question n°7 : Qu'attendez-vous du bilan échographique ?

Question n°8 : Quelles sont les différentes options chirurgicales ? Laquelle est préférable et pour quelles raisons ?

Question n°9 : Finalement, cette patiente a été opérée avec mise en place d'une prothèse mécanique. Quelles sont vos recommandations pour la surveillance au long cours ?

Réponses

Question n° 1

10 points

Examens obligatoires :
- groupage sanguin, Rhésus 4
- sérologie toxoplasmose et rubéole, sauf en cas de preuve écrite de l'état d'immunité 3

Examens facultatifs :
- recherche d'agglutinines irrégulières, si Rhésus négatif ou antécédents de transfusion 1
- sérologie VIH, avec accord du patient 1
- sérologies TPHA-VDRL, hépatites B et C 1

Question n° 2

10 points

Échographie cardiaque transthoracique 3

Diagnostic probable : **prolapsus de la valve mitrale (maladie de Barlow)** 4

Justification :
- terrain : femme jeune 1
- auscultation cardiaque typique 2

Question n° 3

10 points

Fuite mitrale volumineuse 2

Fraction d'éjection altérée (FE < 60 %) 3

Haute probabilité de chirurgie réparatrice 2

Cavités gauches dilatées (DTS > 45 mm) 1

HTAP au repos ou à l'effort 1

Arythmie supraventriculaire/OG dilatée 1

Question n° 4

10 points

Concernant le souffle cardiaque :
- prophylaxie optionnelle de l'endocardite infectieuse 1
- surveillance échocardiographique rapprochée durant la grossesse 2
- échocardiographie annuelle ensuite 2

Concernant la grossesse :
- arrêt du tabac* 2
- vaccination antirubéoleuse si non immunisée 1
- régime alimentaire équilibré 1
- supplémentation en acide folique (systématique dès qu'une grossesse est envisagée 1

*** 0 si absent.***

Question n° 5 — 10 points

Aggravation progressive de la fuite et de ses conséquences au cours des années précédentes, ce dont atteste l'altération de la FE 3

Rupture possible de cordage

Retentissement sur les cavités gauches et en particulier sur l'oreillette, responsable d'une arythmie complète par fibrillation atriale, ... 3

qui induit une chute du débit cardiaque de 15 % liée à la perte de la contraction atriale expliquant la dyspnée à l'effort 2

Retentissement droit avec hypertension artérielle pulmonaire expliquant l'éclat du B2 au foyer pulmonaire 2

Question n° 6 — 12 points

Anticoagulation :
- héparine (en urgence) sous forme sous-cutanée avec surveillance régulière du TCA
- introduction des AVK 4
- pour un INR cible entre 2 et 3 2

Ralentissement de la fréquence cardiaque : 4
- digoxine ou bêtabloquant ou amiodarone 1
- en l'absence de contre-indication 1

Diurétisation (compte tenu de la dyspnée et de l'HTAP), sous surveillance du ionogramme sanguin

Question n° 7 — 13 points

Quantification de la fuite :
- semi-quantitative : grade I à IV 3
- quantitative : SOR et volume régurgité/battement 2

Mécanisme lésionnel (dystrophie et atteinte de P2, etc.) 3

Retentissement (FE VG, diamètres et surfaces des cavités G, HTAP) 3

Lésions associées (IT, etc.) 2

Question n° 8 — 10 points

Options chirurgicales :
- chirurgie de remplacement valvulaire mécanique 1
- chirurgie de remplacement valvulaire biologique 1
- chirurgie réparatrice* 4

Chirurgie réparatrice préférable 1

Avantages :
- conservation de l'appareil sous-valvulaire et respect de la fonction ventriculaire gauche 1
- absence d'anticoagulation au long cours en l'absence d'AC/FA paroxystique ou permanente 2
- absence de prothèse valvulaire (et de ses risques thromboemboliques et infectieux)

**** 0 si non indiquée.***

Question n° 9

15 points

Éducation du patient* :	3
• prévention formelle de l'endocardite infectieuse	2
• carnet de surveillance AVK	2
• régime adapté au traitement AVK (surveillance rapprochée de l'INR en cas de consommation d'aliments à base de choux ou d'antibiotique)	
• INR cible entre 3 et 4,5	1
Surveillance clinique :	2
• signes fonctionnels : dyspnée, poids, palpitations, OMI	
• retour en rythme sinusal ou AC/FA persistante	
• complications liées au traitement AVK : AIT, hémorragie	1
• modification de l'auscultation avec apparition d'un souffle ou assourdissement des bruits de la prothèse	1
Échocardiographie postopératoire puis annuelle au long cours (± ETO si nécessaire)	3

**** 0 si non indiquée.***

OBJECTIFS PÉDAGOGIQUES

Objectif principal

N° 251 : Insuffisance mitrale.

DIFFICULTÉ

1 LION/3

Cas clinique transversal n°27

Un patient de 65 ans est hospitalisé en urgence par son médecin traitant pour un essoufflement aggravé depuis 4 jours. Le patient est un postier à la retraite depuis 5 ans. Il fume une vingtaine de cigarettes par jour depuis l'âge de 15 ans. Il est traité pour un diabète (metformine depuis 10 ans), une hypertension artérielle par une association énalapril et thiazidique (TA habituelle : 145/75 mmHg) et une hypercholestérolémie par simvastatine depuis 4 ans. Le patient est connu comme souffrant d'une BPCO sévère.

Questions

Question n°1 : L'EFR réalisée 6 mois auparavant montre les résultats suivants :
- capacité pulmonaire totale (CPT) : 4 900 mL (normale : 4 100 mL) ;
- capacité vitale (CV) : 3 200 mL (normale : 3 200 mL) ;
- VEMS : 900 mL (normale : 2 400 mL).

Interprétez les résultats.

Question n°2 : Comment faire le diagnostic d'emphysème pulmonaire diffus ?

Question n°3 : Comment expliquez-vous sur le plan physiopathologique la différence de gazométrie entre l'emphysème diffus pur et la BPCO, avec au repos une normoxie dans le premier cas et une hypoxie-hypercapnie dans le second cas.

Question n°4 : Depuis 4 jours, il se sent plus dyspnéique, avec une expectoration purulente et plus collante. Il est légèrement fébrile. La dyspnée survient au moindre effort, avec des difficultés pour dormir au lit. Il présente des œdèmes des membres inférieurs. L'examen retrouve des sibilants diffus, une TA conservée, une tachycardie régulière à 120/min. Quel traitement mettez-vous en place, en sachant que le patient et sa famille refusent toute idée d'hospitalisation ?

Question n°5 : À distance de l'épisode aigu, le patient a retrouvé son état initial. Les gaz du sang en air montrent une PaO_2 à 8,8 kPa (69 mmHg, normale = 8,5-11 kPa), une $PaCO_2$ à 4,9 kPa (45 mmHg, normale = 4,0-5,5 kPa). Quelles thérapeutiques préconisez-vous ?

Question n°6 : Lors de la surveillance de sa BPCO, il est découvert une opacité de 3 cm de diamètre de la lobaire inférieure droite à la radiographie pulmonaire, demandée suite à des hémoptysies. Quels examens demandez-vous pour arriver au diagnostic ?

Question n°7 : Il s'agit d'un cancer bronchique non à petites cellules de type épidermoïde de la lobaire inférieure droite, classé T2 N0 M0 (tumeur de 3 cm de diamètre, sans adénomégalie ni extension médiastinale, ni métastase). Discutez les options thérapeutiques possibles.

Réponses

Question n°1 — 10 points

Distension thoracique **(augmentation CPT)**	3
Trouble ventilatoire obstructif :	3
• abaissement du VEMS	2
• abaissement du coefficient de Tiffeneau	1
• augmentation du volume résiduel	1

Question n°2 — 11 points

Imagerie (radio pulmonaire, TDM) :	3
• distension	1
• raréfaction de la trame	1
• lésions bulleuses	
EFR :	3
• distension thoracique	1
• obstruction	1
• abaissement du coefficient de diffusion	1

Question n°3 — 8 points

Dans **l'emphysème** pur ou prédominant, il existe :	
• un effet « espace mort »	2
• une diminution de la surface d'échange air-sang, d'où normoxie au repos et hypoxie à l'effort	2
La **BPCO** entraîne en revanche des anomalies des rapports ventilation-perfusion (zone perfusée, mal ventilée) avec hypoxémie hypercapnie	4

Question n°4 — 16 points

Antibiothérapie à large spectre type amoxicilline-acide clavulanique	3
Corticothérapie à discuter	3
Kinésithérapie de désencombrement	2
Aérosols	2
Oxygénothérapie à faible débit du fait du risque d'hypercapnie	3
Diurétiques (œdème des membres inférieurs)	2
Anticoagulants à doses iso	1

Question n°5 — 20 points

Arrêt du tabac	4
Réhabilitation à l'effort (kinésithérapie, marche...)	3
Bronchodilatateurs :	3
• atropinique et bêta-2-mimétique à courte durée d'action	1
• bêta-2-mimétiques et atropiniques de longue durée d'action	1
• corticoïdes inhalés	
Prévention des infections, vaccination :	3
• vaccin antigrippe	
• vaccin antipneumococcique	
Traitement antibiotique des **surinfections**	3
Il n'y a pas d'indication d'oxygénothérapie de longue durée	2

Question n°6 — 16 points

TDM thoracique :	4
• localisation précise de l'opacité • caractérisation de l'image • rapport image médiastin • anomalies associées	
Fibroscopie bronchique pour prélèvement :	6
• cytologie	1
• BK	1
TEP scan	2
Contre-indication théorique de la **ponction transpariétale sous scanner** (VEMS < 1 litre)	2

Question n°7 — 16 points

Chirurgie d'exérèse :	
• possible sur le plan carcinologique	2
• mais contre-indication *a priori* compte tenu de l'insuffisance respiratoire chronique (VEMS < 1 litre)	6
Indication d'une **radiothérapie** thoracique,	6
associée éventuellement, suivant l'état du patient, à une chimiothérapie	2

RÉFÉRENCES

Recommandations pour le traitement et la prise en charge de la BPCO.
Rev Mal Respir 2003 ; 20 (Suppl 3).

Standards, options et recommandations pour la prise en charge des cancers bronchiques non à petites cellules.
Bull Cancer 2003 ; 90 (2) : 151-66.

OBJECTIFS PÉDAGOGIQUES

N° 86 : Infections bronchopulmonaires du nourrisson, de l'enfant et de l'adulte.
N° 140 : Diagnostic des cancers : signes d'appel et investigations paracliniques ; stadification ; pronostic.
N° 141 : Traitement des cancers : chirurgie, radiothérapie, chimiothérapie, hormonothérapie. La décision thérapeutique multidisciplinaire et l'information du malade.
N° 157 : Tumeurs du poumon, primitives et secondaires.
N° 193 : Détresse respiratoire aiguë du nourrisson, de l'enfant et de l'adulte. Corps étranger des voies aériennes supérieures.
N° 198 : Dyspnée aiguë et chronique.
N° 219 : Troubles de l'équilibre acido-basique et désordres hydroélectrolytiques.
N° 227 : Bronchopneumopathie chronique obstructive.

DIFFICULTÉ

3 LIONS/3

Cas clinique transversal n°28

Monsieur Y. est âgé de 53 ans. Il est fumeur depuis l'âge de 20 ans, à raison de 1 paquet de cigarettes par jour. Il a été traité à l'âge de 10 ans pour une tuberculose pulmonaire. Il n'a pas d'autres antécédents médicaux, sachant qu'il se plaint d'une toux matinale depuis 3 ou 4 ans durant l'automne et l'hiver. Cette toux est le plus souvent accompagnée d'une expectoration sans autre précision. Il travaille depuis l'âge de 18 ans. Durant les 12 premières années de sa carrière professionnelle (sachant qu'il a été réformé du service national pour raison inconnue), il a exercé le métier de calorifugeur dans un chantier naval. Sa tâche consistait à projeter de l'amiante sur certaines structures à l'intérieur des navires en construction. Depuis 23 ans, il est embauché en fonderie, où il est affecté à différents postes, aussi bien à la coulée du métal dans des moules en sable qu'à la libération de la pièce métallique de ce moule en sable lorsque le métal est refroidi, puis au ponçage de la pièce afin d'éliminer toutes les particules de sable restées incrustées dans le métal.

Monsieur Y a consulté son médecin traitant en raison d'une augmentation de l'intensité de sa toux accompagnée d'une expectoration mucopurulente. Compte tenu des antécédents médicaux de ce patient, son médecin prescrit une radiographie des poumons, qui met en évidence des plaques pleurales bilatérales siégeant au niveau des bases et des sommets, accompagnées d'un syndrome micronodulaire associé à un aspect trabéculaire et d'adénopathies calcifiées péri-hilaires.

Questions

Question n°1 : Compte tenu des antécédents médicoprofessionnels du patient, quelles peuvent être la (les) origine(s) des plaques pleurales ?

Question n°2 : Monsieur Y est atteint d'un syndrome interstitiel. Compte tenu des expositions professionnelles, quelle(s) maladie(s) peut-on évoquer ?

Question n°3 : Monsieur Y est adressé par son médecin traitant à un confrère pneumologue. Ce dernier effectue une fibroscopie bronchique au cours de laquelle un lavage bronchoalvéolaire est réalisé. Ce dernier met en évidence après comptage un nombre de fibres d'amiante significativement élevé. Par ailleurs, un prélèvement est réalisé au niveau d'une lésion bronchique suspecte. L'examen anatomopathologique confirme la présence d'un cancer bronchique épidermoïde. Comment interprétez-vous les résultats du lavage bronchoalvéolaire comportant un nombre de fibres d'amiante significativement élevé ?

Question n°4 : Quelles sont les étiologies potentielles du cancer bronchique chez ce patient ?

Question n°5 : Monsieur Y se plaint de douleurs articulaires qui évoluent depuis plusieurs années, mais qui se sont accentuées ces derniers mois. Le diagnostic clinique et biologique de polyarthrite rhumatoïde est confirmé. Son exposition à la silice est évoquée par le rhumatologue comme facteur prédisposant voire étiologique de la polyarthrite. Le diagnostic de syndrome de Caplan-Colinet est évoqué. En raison de cette exposition à la silice, quelle autre maladie systémique peut-elle être recherchée ?

Réponses

Question n° 1 — 20 points

L'origine professionnelle des plaques peut être liée à l'exposition à l'**amiante** lorsqu'il fut calorifugeur durant une douzaine d'années 8

Les plaques pleurales ayant pour origine l'amiante siègent plutôt aux bases 2

Il ne faut pas oublier la **tuberculose** diagnostiquée à l'âge de 10 ans qui peut donner ce type de séquelles 8

En règle générale, les lésions après tuberculose prédominent plutôt au niveau des sommets 2

Question n° 2 — 20 points

Le **syndrome interstitiel micronodulaire** évoque plutôt une *silicose*, ... 8

conséquence de son exposition au **sable (silice)** lors du ponçage des pièces métalliques 2

En revanche, le **syndrome interstitiel trabéculaire** est plutôt en faveur d'une *asbestose*, ... 8

conséquence de son exposition antérieure à l'**amiante** 2

Question n° 3 — 20 points

Ce résultat confirme une **exposition probablement professionnelle importante à l'amiante** 10

En revanche, il ne permet en aucune façon d'établir une relation scientifique de cause à effet entre le cancer bronchique et l'exposition aux fibres d'amiante, chez ce fumeur totalisant 33 paquets-années 10

Question n° 4 — 20 points

Le **tabac** est le premier facteur à évoquer compte tenu de son importante consommation 10

Les deux autres étiologies à évoquer sont l'amiante et la silice 10

Question n° 5 — 20 points

Parfois l'exposition à la silice est associée à une **sclérodermie** systémique progressive 10

Des signes d'appel cutanés doivent être recherchés dans le cadre d'un bilan concernant les maladies favorisées par l'exposition à la silice 10

RÉFÉRENCES

Pathologies dues à l'inhalation de poussières de silice.
Dewitte JP, Choucroun P, Leroyer C. Encycl Med Chir (Elsevier, Paris), Toxicologie-Pathologie professionnelle, 16-002-A34 1998, 8 p.

OBJECTIFS PÉDAGOGIQUES

Objectif principal
N° 120 : Pneumopathie interstitielle diffuse.

DIFFICULTÉ

2 LIONS/3

Cas clinique transversal n°29

Monsieur X est un homme de 87 ans, marié, aux antécédents d'adénome prostatique et de zona récent (1 mois). Il consulte son médecin traitant pour une toux associée à une température à 38 °C. Ce dernier lui prescrit un antalgique et un sirop contre la toux. Au cours de la soirée suivante, M. X se plaint de douleurs hémithoraciques droites, d'une toux productive et de fièvre. Son épouse appelle un médecin salarié de l'urgence libérale. À l'examen, ce dernier retient : Glasgow = 15, température = 40,5 °C, pouls = 120/min, TA = 110/70 mmHg, FR = 30/min, foyer de crépitants thoracique droit. Il prescrit à M. X du paracétamol, un corticoïde et une association amoxicilline + acide clavulanique, ainsi qu'une radiographie pulmonaire de face et de profil. L'évolution est marquée par une aggravation rapide qui conduit l'épouse de M. X à faire transporter en fin de nuit par ambulance son mari aux urgences. Lorsque vous prenez en charge M. X à son arrivée aux urgences, il est en état de mort apparente et décède malgré les tentatives de réanimation entreprises.

Questions

Question n°1 : Quel diagnostic ce tableau clinique évoquait-t-il au domicile ? Justifiez votre réponse.

Question n°2 : Qu'auriez-vous fait au domicile si vous aviez été à la place de votre confrère ? Justifiez votre réponse.

Question n°3 : Comment rédigez-vous le certificat de décès ? Justifiez votre réponse.

Question n°4 : Quelques jours après, vous rencontrez l'épouse de M. X qui vous demande de lui remettre le dossier hospitalier de son mari. Que lui répondez-vous précisément ?

Question n°5 : L'épouse de M. X saisit la commission régionale de conciliation et d'indemnisation (CRCI) des accidents médicaux. Citez les compétences de cette commission, et les conditions de sa saisine. Pensez-vous que l'épouse de M. X pourra bénéficier d'une indemnisation au titre de la solidarité nationale ? Justifiez votre réponse.

Question n°6 : L'assurance du médecin mis en cause à l'issue de l'expertise diligentée refusant toute conciliation, l'épouse de M. X décide de porter plainte au pénal en se constituant partie civile. Expliquez les avantages théoriques de cette procédure par rapport à ceux d'une procédure civile. Comment envisagez-vous l'issue de cette procédure et pour quelle(s) raison(s) ?

Question n°7 : Pensez-vous que l'issue de la procédure aurait été la même si c'était une procédure civile qui avait été intentée par l'épouse de M. X ? Justifiez votre réponse.

Question n°8 : Quelle autre type de juridiction qui n'a pas été précédemment évoquée l'épouse de M. X aurait pu saisir et dans quel but ?

Réponses

Question n° 1 — 15 points

Pneumonie aiguë droite à pneumocoque :	5
• toux	1
• expectorations	1
• fièvre élevée	2
• douleur thoracique	2
• polypnée	1
• crépitants unilatéraux	2
• terrain d'immunodépression : zona récent	1

0 à la question si « aiguë » non précisé

Question n° 2 — 10 points

Hospitalisation **en urgence** :	4
• tableau de pneumonie	2
• âge élevé	2
• température élevée	2

0 à la question si « en urgence » non précisé.
Bonus de 4 points si score de FINE (ou* Pneumonia Severity Index*) : classe V.

Question n° 3 — 10 points

Obstacle médicolégal à l'inhumation	5
Responsabilité médicale possible	5

Le certificat de décès doit être théoriquement signé en « obstacle médicolégal à l'inhumation » en cas de mort violente (crime, suicide, accident), de mort subite ou de mort suspecte. En pratique, il l'est chaque fois que le médecin n'est pas certain du caractère naturel du décès et notamment en cas de décès susceptible de mettre en jeu une responsabilité médicale.

Question n° 4 — 15 points

Impossible	4
L'accès au dossier médical répond à une procédure légale :	2
- demande écrite	1
- délai de réflexion de 48 heures	1
- réponse dans les 8 jours	1
- consultation sur place :	1
• seule ou accompagnée d'un médecin	2
• par l'intermédiaire d'un médecin	1
- ou envoi à ses frais	1
- photocopies à ses frais	1

L'accès au dossier médical est un droit du patient ou de ses ayants-droit depuis la loi du 4 mars 2002. Quand le délai par rapport aux faits est de plus de 5 ans, le délai de transmission est de 2 mois. Concernant le mineur, la loi du 4 mars 2002 prévoit que l'accès à son dossier médical est exercé par le ou les titulaires de l'autorité parentale sauf s'il a demandé que cet accès ait lieu par l'intermédiaire d'un médecin ou s'il a souhaité garder le secret sur un traitement ou une intervention dont il a fait l'objet. Le mineur même apte à recevoir les informations ne peut donc avoir un accès direct à son dossier médical.

En psychiatrie, l'accès au dossier médical peut être subordonné à la présence d'un médecin par le détenteur de l'information. En cas de refus du demandeur, il y a saisie de la commission départementale des hospitalisations psychiatriques, dont l'avis s'impose.

Question n° 5

15 points

Compétences de la CRCI :
- résolution des conflits patients/médecins 1
- indemnisation aléa thérapeutique 1
- indemnisation infections nosocomiales 1

Conditions de saisine :
- décès 1
- IPP > 24 % 1
- incapacité temporaire de travail égale à 6 mois consécutifs ou au moins égale à 6 mois non consécutifs sur 1 an 4
- inaptitude professionnelle 1
- troubles graves dans les conditions d'existence (y compris d'ordre économique) . 3

Pas de possibilité d'indemnisation au nom de la Solidarité nationale 1

Car existence d'une faute médicale 1

La commission régionale de conciliation et d'indemnisation des accidents médicaux a été instituée par la loi du 4 mars 2002 (démocratie sanitaire). Il ne s'agit pas d'une juridiction, mais d'une commission qui peut être saisie par tout usager ou ayant-droit pensant avoir été victime d'un acte de soin ou de prévention, d'un accident iatrogène ou d'une infection nosocomiale. À l'issue de l'expertise diligentée, la commission peut faire une proposition d'indemnisation prise en charge par l'ONIAM (Office national d'indemnisation des accidents médicaux) ou par l'assurance du médecin ou de l'établissement. Si elle n'est pas acceptée par les parties, ou si la commission s'est déclarée incompétente, on retombe dans le cadre général de mise en œuvre classique de la responsabilité médicale (pénale, civile ou administrative). La saisine de la commission régionale de conciliation et d'indemnisation des accidents médicaux peut parfois se faire de manière parallèle avec la mise en œuvre d'une autre procédure. L'indemnisation par l'une d'entre elles éteint naturellement la poursuite de la mise en œuvre de l'autre.

Question n° 6

15 points

L'intérêt du choix de la **procédure pénale** est triple :
- possibilité d'obtenir à la fois une sanction du médecin et l'indemnisation du préjudice 3
- procédure plus économique 3
- procédure plus rapide* 3

Non-lieu du médecin en raison de l'impossibilité d'affirmer avec certitude l'existence d'un lien de causalité entre la mauvaise décision du médecin et le décès du patient, qui aurait pu aussi survenir en cas d'hospitalisation** 6

**** Bonus de 2 points pour :***
– possibilité d'indemnisation de la victime par l'État lorsque l'auteur n'est pas solvable ;
– menace d'une sanction pénale pouvant amener la partie adverse à un règlement plus rapide.
***** Bonus de 2 points pour : « du fait de l'état antérieur ».***

La mise en jeu de la responsabilité pénale d'un médecin est indépendante de son type d'exercice, contrairement à la mise en jeu de sa responsabilité civile (médecin libéral ou salarié du privé) ou de sa responsabilité administrative (médecin salarié du service public). Elle nécessite l'existence d'une infraction qui doit figurer dans le Code pénal :
– infraction de droit commun ;
– homicide involontaire ;
– coups et blessures involontaires ;
– omission de porter secours (abstention fautive) ;
– infraction propre à l'activité médicale ;
– violation du secret professionnel ;
– infraction à la législation sur les certificats médicaux ;
– refus de répondre à une réquisition ;
– infraction sur les lois de bioéthique ;
– avortement illégal...
La mise en évidence de la responsabilité pénale d'un médecin repose, comme pour les autres juridictions, sur la mise en évidence d'une faute, d'un dommage et d'un lien de causalité entre les deux. Le juge d'instruction peut notamment rechercher ce trépied par une expertise médicale dont la principale caractéristique est d'être non contradictoire et qui se distingue ainsi de celle diligentée en matière civile ou en

matière administrative. En pratique, les conséquences d'une condamnation pénale par rapport à celles uniquement indemnitaires portées dans les autres juridictions sont contrebalancées par une exigence plus importante.
Lorsque le médecin est salarié de la fonction publique, l'administration substitue par principe sa responsabilité à la sienne, sauf dans deux circonstances :
– si l'acte visé a été réalisé au cours de son activité libérale (ou privée). Dans ce cas, ce sera la responsabilité civile du praticien qui sera mise en jeu, ce qui explique la nécessité de contracter une assurance privée en responsabilité civile lors de ce type d'activité ;
– si la faute résulte d'un manquement volontaire et inexcusable à des obligations d'ordre professionnel et déontologique définissant la faute du service.

Question n° 7

10 points

Non 2

Indemnisation possible au titre de la **perte de chance**, définie par la perte de chance de survie de M. X du fait de la faute constituée par son absence d'hospitalisation, sans qu'il soit possible d'affirmer qu'il aurait survécu si celle-ci avait eu lieu 8

En matière civile et administrative, les jurisprudences ont individualisé une responsabilité dite sans faute, reposant sur deux concepts :
– la perte de chance de guérison ou de survie, dans laquelle il est considéré qu'il n'est pas possible de distinguer si le préjudice est une conséquence certaine et directe de la faute du médecin ou bien du génie évolutif de la maladie. L'indemnisation est un pourcentage calculé en fonction de la probabilité de la première par rapport au second ;
– la perte de chance en rapport avec un défaut d'information, qui n'a pas permis au patient de prendre la décision adaptée (par exemple de ne pas se faire opérer) et d'éviter la constitution du préjudice. Dans ce cas, il y a renversement de la charge de la preuve de la délivrance de l'information, qui incombe au médecin et non pas au patient.
Par définition, cette responsabilité sans faute n'existe pas en matière pénale.

Question n° 8

10 points

Plainte auprès du conseil départemental de l'**Ordre des médecins** pour engager la responsabilité disciplinaire du médecin 10

La responsabilité disciplinaire du médecin peut être engagée par un patient, un confrère, le conseil départemental, le conseil national, le procureur de la République, le préfet, la DDASS, la DRASS, etc. Les principales fautes portent sur le manquement à la déontologie, au Code de la santé publique, aux bonnes mœurs, à l'éthique. La chose jugée au pénal s'impose à l'Ordre, dont la sanction est toutefois indépendante.

RÉFÉRENCES

La responsabilité du médecin.
Penneau J. 3e édition. Paris : Dalloz, 2004 : 150 p.

http://www.smlc.asso.fr/smlc/enseignement/pdf/responsabilite.pdf

Prise en charge des infections respiratoires basses de l'adulte immunocompétent.
XVe Conférence de consensus en thérapeutique anti-infectieuse. Med Mal Infect 2006 ; 36 : 235-44.

OBJECTIFS PÉDAGOGIQUES

Objectif principal
N° 10 : La responsabilité médicale.

Objectifs secondaires
N° 6 : Le dossier médical. L'information du malade. Le secret médical.
N° 8 : Certificats médicaux. Décès et législation. Prélèvements d'organes et législation.
N° 86 : Infections broncho-pulmonaires du nourrisson, de l'enfant et de l'adulte.

DIFFICULTÉ

3 LIONS/3

Cas clinique transversal n°30

Monsieur Y, 35 ans, plombier, arrive aux urgences. Vous êtes l'interne de garde en orthopédie. Il vous est adressé dans le cadre d'un traumatisme du genou survenu cet après-midi au travail. Il a ressenti un blocage du genou droit en se relevant brutalement d'une position accroupie.

À l'examen, vous retrouvez un genou bloqué en flexion, l'extension est impossible et vous sentez une résistance élastique. Par ailleurs, vous palpez un point douloureux au niveau de l'interligne articulaire interne.

Le bilan radiologique standard est sans particularité.

Questions

Question n°1 : Quelles sont les hypothèses diagnostiques à évoquer face à ce blocage du genou ?

Question n°2 : Laquelle retenez-vous et pourquoi ?

Question n°3 : Quel(s) examen(s) complémentaire(s) demandez-vous et pourquoi ?

Question n°4 : Quelle est votre attitude thérapeutique ?

Question n°5 : Le patient est finalement opéré et sa sortie est prévue à J1. Énumérez les papiers nécessaires.

Question n°6 : Le patient revient en urgence 48 heures après sa sortie. Il présente un mollet tendu et douloureux, la douleur est augmentée à la dorsiflexion du pied. Le genou n'est pas vraiment douloureux, il persiste un petit épanchement intra-articulaire mais il n'y a aucun signe inflammatoire. Une légère hyperthermie à 37,8 °C est à noter. Quel est le diagnostic à suspecter, comment le confirmer et quelle est votre attitude thérapeutique immédiate ?

Question n°7 : Dans un contexte d'hyperthermie, quelle complication postopératoire est à rechercher et comment l'éliminer ?

Réponses

Question n° 1 — 16 points

Trois hypothèses sont à évoquer systématiquement, après examen complet méniscoligamentaire bilatéral : ... 4

- **lésion du ménisque en anse de seau :** épanchement articulaire, point douloureux méniscal, instabilité, blocage élastique en flexion ... 4
- **lésion du croisé antérieur :** instabilité, hémarthrose, test de Lachman ... 4
- **lésion cartilagineuse traumatique** (flap cartilagineux, ostéonécrose localisée) ... 4

Question n° 2 — 19 points

Lésion en **anse de seau du ménisque interne droit**, car : ... 10

- **point douloureux méniscal** ... 2
- **blocage en flexion** ... 2
- **résistance élastique** ... 2
- mécanisme classique (relèvement brutal d'une position accroupie) ... 1
- absence d'entorse du genou ... 1
- radiographies normales ... 1

Question n° 3 — 12 points

IRM du genou ... 4

Meilleur examen :

- pour confirmer l'anse de seau ... 3
- pour éliminer une lésion du ligament croisé associée car une suture méniscale nécessite un LCA sain* ... 4
- pour bilan préopératoire ... 1

** En cas de rupture de LCA, il faut réaliser une ligamentoplastie dans le même temps.*

Question n° 4 — 15 points

Tentative de réduction de l'anse par manœuvre externe, sans insister en cas d'échec ... 5

Arthroscopie en semi-urgence : ... 5

- intérêt diagnostique : bilan des lésions méniscales, vérification de l'intégrité des ligaments croisés et du cartilage, éliminer une lésion du ménisque externe associée ... 1
- intérêt thérapeutique :
  - **méniscectomie économique** ... 2
  - **suture méniscale discutée** en cas de luxation de la totalité de la corne postérieure du ménisque interne ... 2

Question n° 5

8 points

Ordonnance d'**antalgiques** (niveau 1 ou niveau 2)	2
Ordonnances de **pansement** et d'ablation de fils (dans une dizaine de jours)	2
Arrêt de travail (quinzaine de jours)	2
Rééducation fonctionnelle courte (quinzaine de jours : mobilisation du genou, travail du quadriceps)	2

Pas de traitement anticoagulant préventif, en absence de facteurs de risque.

Question n° 6

15 points

Phlébite surale	10
Écho-Doppler veineux des membres inférieurs	3
Décubitus strict en attente de l'examen	1
Bas de contention	1

Question n° 7

15 points

Arthrite septique postopératoire (exceptionnelle après arthroscopie)	5
Cliniquement, signes inflammatoires localisés au niveau du genou (rougeur, douleur, œdème, chaleur) :	1
• mobilisation du genou douloureuse	1
• écoulement de pus ou de liquide trouble par les cicatrices	1
• hyperthermie	1
Bilan biologique : NFS, CRP, hémocultures	1
Ponction articulaire avec examen bactériologique du liquide articulaire	5

OBJECTIFS PÉDAGOGIQUES

Objectif principal

N° 257 : Lésions ligamentaires et méniscales du genou et de la cheville.

DIFFICULTÉ

2 LIONS/3

Cas clinique transversal n°31

Monsieur F., âgé de 53 ans, consulte aux urgences pour troubles psychiques d'installation rapide.

Ses principaux antécédents sont une myocardiopathie dilatée d'étiologie imprécise, une pancréatite aiguë il y a 10 ans. Il a perdu 11 kilos en 4 ans car il souffre depuis 4 ans de douleurs épigastriques aggravées par les repas.

Il est accompagné de son épouse et de ses enfants qui vous signalent depuis 3 jours des propos de plus en plus incohérents et une tendance à la somnolence par moments.

Durant l'examen clinique, le patient est calme mais il vous paraît un peu perplexe. Il ne comprend pas pourquoi il est ici. Il est incapable de vous donner la date et le lieu et il appelle sa femme par le prénom de sa fille à trois reprises pendant l'interrogatoire.

Sa tension artérielle est à 120/60 mmHg, son pouls à 70/min et sa fréquence respiratoire à 10/min. Sa température corporelle est de 36,7 °C.

Vous palpez une hépatomégalie à deux travers de doigts et à débord inférieur mousse. Vous notez des lésions cutanées en étoiles de quelques millimètres s'effaçant à la vitropression.

La motricité est normale. Les réflexes ostéotendineux sont absents aux membres inférieurs. La sensibilité est atteinte à tous les modes aux membres inférieurs surtout en distalité. La station debout est précaire avec un élargissement du polygone de sustentation et des embardées. La position pieds joints ne peut être maintenue. Vous remarquez une ecchymose frontale gauche jaunâtre séquellaire d'une chute survenue il y a 3 semaines.

Questions

Question n°1 : Faites l'analyse syndromique de l'observation.

L'épouse du patient vous apporte plusieurs boîtes de médicaments (Lexomil® : bromazépam, et Témesta® : lorazépam) largement entamées, retrouvées dans les affaires de son mari. Elle explique qu'il a consommé ces médicaments dans les trois derniers jours car « il ne se sentait pas bien » et se plaignait de céphalées.

Question n°2 : Quel diagnostic suspectez-vous alors ? Justifiez.

Question n°3 : Quel test diagnostique et thérapeutique pouvez-vous réaliser pour confirmer votre suspicion diagnostique et de quelle façon ?

Immédiatement après votre test, l'état de vigilance du patient s'améliore partiellement. Vous le gardez donc en surveillance et 4 heures plus tard, vous êtes appelé pour une aggravation de son état de vigilance et l'apparition d'une hémiparésie gauche incluant la face, modérée.

Question n°4 : Quel diagnostic urgent doit être éliminé et par quel examen ? Explicitez votre raisonnement diagnostique.

Question n°5 : Parmi les examens demandés, un scanner est réalisé *(figure 1)*. Interprétez-le. Quelle prise en charge thérapeutique proposez-vous ?

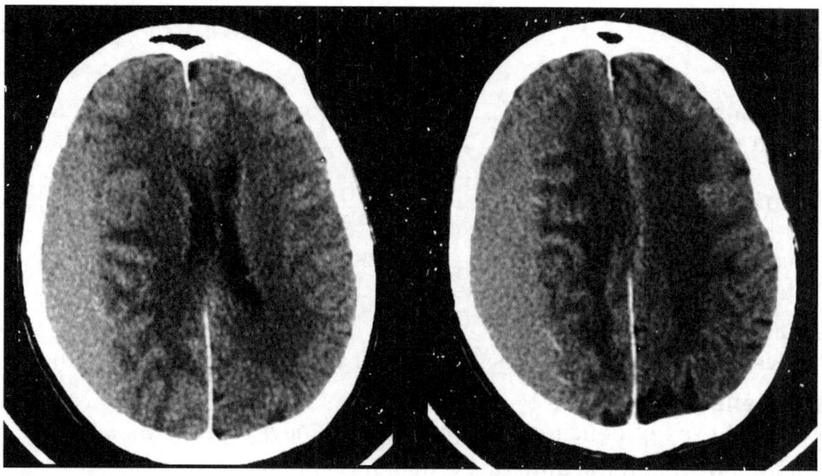

Figure 1.

Le patient a été traité. La vigilance s'est rapidement améliorée et l'hémiparésie a disparu. Quarante-huit heures plus tard, vous êtes appelé à son chevet car il présente de nouveau des troubles psychiques d'installation brutale. Vous constatez une altération de la vigilance avec fluctuation de l'attention et une désorientation temporospatiale. Il existe également une hypertonie oppositionnelle, une dysmétrie à l'épreuve doigt-nez, un nystagmus horizontal et une paralysie bilatérale du VI. Le patient était réhydraté par 1,5 L/24 h d'Osmotan® 5 % depuis 2 jours. Il n'y a pas de signes cliniques de déshydratation. Sa température corporelle est à 36,7 °C. Un nouveau scanner est réalisé et est interprété comme normal dans le contexte par le radiologue. Votre collègue interne évoque un syndrome de sevrage alcoolique et vous suggère une simple sédation.

Question n°6 : Qu'en pensez-vous ? Quel diagnostic suspectez-vous devant ce tableau neurologique ? Justifiez.

Question n°7 : Quelle est votre attitude diagnostique ?

Question n°8 : Décrivez les principes de votre prise en charge thérapeutique immédiate ?

Question n°9 : Quelle complication neurologique particulière, à long terme, redoutez-vous chez ce patient ?

Réponses

Question n°1

	16 points
Syndrome confusionnel :	3
• installation en quelques jours	nc
• troubles de l'attention	nc
• désorientation temporospatiale	nc
• troubles de la vigilance variables au cours de la journée	nc
• langage incohérent	nc
• humeur marquée par un état de perplexité	nc
Syndrome cérébelleux statique :	3
• démarche avec embardées et élargissement du polygone de sustentation	nc
Syndrome neurogène périphérique :	5
• abolition des réflexes et déficit sensitif de type polynévrite*	nc
Syndrome d'insuffisance hépatocellulaire : angiome stellaire	3
Suspicion d'alcoolisme :	2
• myocardiopathie dilatée	nc
• antécédents de pancréatite	nc
• hépatomégalie et probable insuffisance hépatocellulaire	nc
• polynévrite sensitive des membres inférieurs	nc
Probable **dénutrition** dans un contexte d'anorexie : amaigrissement	nc

* Bilatéral, symétrique et à prédominance distale.

Question n°2

	10 points
Intoxication aux benzodiazépines car :	5
- syndrome confusionnel	nc
- signes d'imprégnation aux benzodiazépines :	5
• syndrome cérébelleux	nc
• hypothermie	nc
• bradypnée	nc
• hypotonie	nc

Question n°3

	10 points
Après avoir éliminé une intoxication mixte,	5
notamment avec des antidépresseurs tricycliques	nc
Test diagnostique à l'Anexate® (flumazénil) :	5
• par voie intraveineuse lente	nc
• en commençant par une injection de 1 mg puis 0,1 mg/min	nc
• en surveillant l'état de conscience, la fonction ventilatoire et l'état cardiorespiratoire	nc
• risque de syndrome de sevrage*	nc

* Troubles digestifs, angoisse, crise comitiale, palpitations et tremblements.

Question n°4 — 10 points

Hématome sous-dural, à éliminer en urgence par une imagerie cérébrale :	nc
• scanner cérébral sans injection de produit de contraste	5
Car apparition progressive d'une confusion	nc
et de signes neurologiques focaux	3
Notion d'un traumatisme crânien récent chez un probable éthylique	2
avec possibles **complications hépatodigestives*** :	nc
• hépatomégalie, insuffisance hépatocellulaire, antécédent de pancréatite aiguë, probable pancréatite chronique à l'origine des douleurs et de l'amaigrissement	nc

* Faisant redouter une insuffisance hépatocellulaire, associée à des troubles de la coagulation, et/ou une hypertension portale entraînant un hypersplénisme responsable d'une thrombopénie.

Question n°5 — 12 points

Scanner cérébral sans injection de produit de contraste :	nc
hématome sous-dural	5
hémisphérique droit :	2
- isodensité péricérébrale* hémisphérique droite	nc
- avec effet de masse :	nc
• disparition des sillons hémisphériques droits	nc
• et asymétrie des ventricules latéraux aux dépens du ventricule droit	nc
Prise en charge **chirurgicale en urgence** :	5
évacuation** de l'hématome et drainage externe de l'espace sous-dural droit	nc

* Lentille biconcave isodense par rapport au parenchyme cérébral.

** Sous anesthésie locale ou générale, par deux trous de trépans élargis.

Question n°6 — 17 points

Tableau non évocateur d'un *delirium tremens* car signes négatifs :	5
• absence d'hallucinations	nc
• absence d'hyperthermie	nc
• absence de déshydratation	nc
• absence de tremblements	nc
Tableau clinique surtout évocateur d'une **encéphalopathie de Gayet-Wernicke** car :	8
• syndrome confusionnel avec troubles du tonus, nystagmus	nc
• paralysie oculomotrice et syndrome cérébelleux probable	nc
• chez un éthylique chronique	4
• probablement dénutri	nc
• perfusé par du glucosé sans supplémentation en vitamine B1	nc

Question n°7 — 5 points

En urgence, pour le diagnostic positif du **déficit vitaminique** :	nc
• dosage de la vitamine B1	5
• et des vitamines B6, PP, B12, folates	nc

Question n°8 — 16 points

Dès les prélèvements effectués, **vitaminothérapie par voie parentérale** :	nc
• supplémentation de la carence vitaminique en B1*	5
Réhydratation et correction des troubles hydroélectrolytiques	5
par du sérum salé isotonique, à adapter à la clinique et au ionogramme sanguin	nc
Poursuite du **sevrage alcoolique**	5
Prévention du delirium tremens**	1
Éviter les traitements hépatotoxiques	nc
Surveillance clinique*** et paraclinique****	nc

* Et supplémentation des autres déficits vitaminiques potentiels (B6, PP).

** Par benzodiazépine, en l'absence d'insuffisance hépatique sévère chez cet éthylique, sinon par anxiolytique de type méprobamate (Équanil®).

*** État d'hydratation, poids, température, diurèse, tension artérielle, examen de l'oculomotricité, examen neuropsychologique.

**** Ionogramme, numération sanguine, électroencéphalogramme.

Question n°9 — 4 points

Évolution vers un **syndrome de Korsakoff**	4

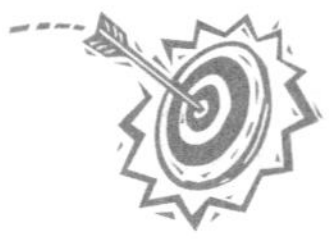

OBJECTIFS PÉDAGOGIQUES

Objectif principal :

N° 199 : État confusionnel et trouble de conscience.

Objectifs secondaires :

N° 45 : Addictions et conduites dopantes : épidémiologie, prévention, dépistage – Morbidité, comorbidité et complications – Prise en charge, traitements substitutifs et sevrage : alcool, tabac, psychoactifs et substances illicites.
N° 63 : Confusion, dépression, démences chez le sujet âgé.
N° 301 : Déficit moteur et/ou sensitif des membres.
N° 214 : Principales intoxications aiguës.
N° 265 : Neuropathie périphérique.

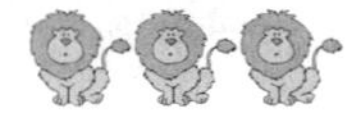

DIFFICULTÉ

3 LIONS/3

Cas clinique transversal n°32

Une patiente de 54 ans est hospitalisée en urgence pour des troubles aigus du comportement. Depuis une huitaine de jours, elle se sentait fatiguée, avec des céphalées. Depuis hier, elle est somnolente avec des propos incohérents, une désorientation temporospatiale. À l'arrivée au service des urgences, la patiente est subfébrile (37,7 °C), elle ne présente aucun déficit moteur évident, répond aux ordres simples mais reste confuse dans ses réponses (ne se rappelle plus de son nom, son adresse, sa date de naissance), il n'y pas d'aphasie.

L'auscultation cardiaque est normale, l'auscultation pulmonaire trouve quelques ronchi et sibilants de la base droite. La TA est à 140/80, le pouls à 82, régulier. Il existe un œdème du cou, du visage et des deux membres supérieurs, apparu depuis une quinzaine de jours, au départ uniquement le matin et disparaissant la journée, et devenu permanent depuis 3 jours. Depuis 2 mois, elle présentait une toux et une anorexie avec perte de 3 kg.

Le bilan biologique montre :

- Na = 136 mmol (normale = 135-145) ;
- créatinine = 69 µmol/L (normale = 30-110) ;
- protéines = 64 g/L (normale = 58-65) ;
- calcémie = 3,8 mmol (normale = 2,25-2,6) ;
- GB = 8,2 giga/L, dont 68 % de polynucléaires neutrophiles ;
- hémoglobine = 13,5 g/dL ;
- plaquettes = 350 giga/L.

La radiographie pulmonaire est jointe *(figure 1)*.

L'interrogatoire de la famille révèle que la patiente n'a pas d'antécédent particulier hormis une rhinoconjonctivite printanière traitée par antihistaminiques. Il n'existe pas de tabagisme, elle est ménopausée depuis 3 ans. Le dernier examen gynécologique date de 4 mois et était normal. Elle suit un traitement substitutif pour la ménopause depuis 3 ans.

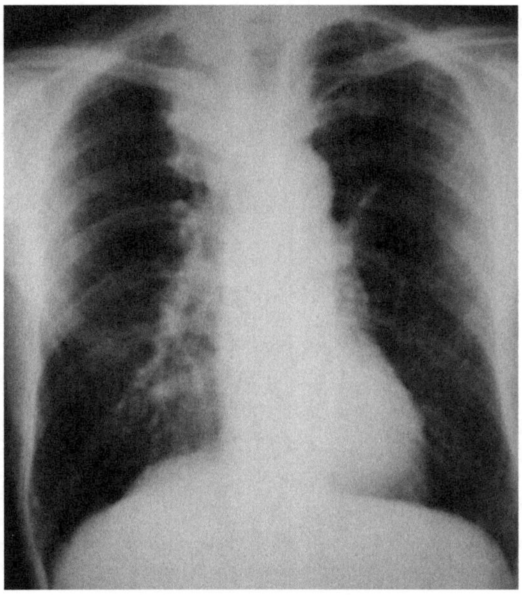

Figure 1.

Questions

Question n°1 : Quelles hypothèses faites-vous pour expliquer tous les troubles cliniques présentés par la patiente ?

Question n°2 : Interprétez la radiographie pulmonaire et les données des examens biologiques.

Question n°3 : Quelles informations manquent à l'interrogatoire et quels éléments recherchez-vous particulièrement à l'examen clinique ? Justifiez.

Question n°4 : Quels examens réalisez-vous (hiérarchisez-les et justifiez-les) ?

Question n°5 : Il s'agit d'un adénocarcinome bronchique primitif localement avancé, stade IIIB, non résécable car atteignant le médiastin, chez une patiente revenue en bon état général. Le bilan ne montre aucune localisation métastatique. Quels principes thérapeutiques mettez-vous en œuvre ?

Question n°6 : Quelles sont les autres anomalies biologiques que l'on peut rencontrer au cours des cancers bronchiques ? Quel est le traitement des hypercalcémies au cours des cancers bronchiques ?

Question n°7 : Le traitement médical est à base de cisplatine. Quels sont les principaux effets secondaires de cette molécule ?

Réponses

Question n°1

15 points

Syndrome cave supérieur, ... 6

correspondant à une probable compression de la veine cave supérieure par une pathologie tumorale pulmonaire ou ganglionnaire 2

Syndrome fébrile et signes fonctionnels thoraciques (toux), orientant vers une pathologie bronchopulmonaire 1

Syndrome confusionnel, provoqué par : 2
- des troubles métaboliques (hyponatrémie, hypercalcémie) 2
- ou des métastases cérébrales 2

Question n°2

14 points

Radiographie pulmonaire :
- opacité paratrachéale et sus-hilaire droite 5
- pas de déviation ou de compression trachéale 2

Biologie :

- hypercalcémie avec protéines normales, par : 3
  - métastases osseuses 2
  - syndrome paranéoplasique 2

Question n°3

8 points

Interrogatoire :
- exposition professionnelle 2
- recherche de douleurs osseuses (métastases osseuses) 1

Examen clinique : recherche d'adénopathie périphérique, ... 2

notamment sus-claviculaire droite, fréquente en cas de pathologie tumorale du LSD, ou paratrachéale droite 2

Les prélèvements à ce niveau permettraient alors d'avoir un diagnostic plus facile et rapide 1

Question n°4

26 points

TDM thoracique : 3
- exploration de l'opacité paratrachéale droite : tumeur pulmonaire ? adénopathies ? 1
- rapport de l'opacité avec le médiastin et les autres organes 1
- autres adénopathies
- opacités parenchymateuses 1
- atteinte hépatique ou surrénalienne 1

Endoscopie bronchique : pour explorer l'arbre bronchique et faire des prélèvements permettant le diagnostic si cancer bronchique 3

Prélèvement biopsique d'une ADP périphérique ou d'une ADP paratrachéale droite sous médiastinoscopie, si pas de diagnostic par fibroscopie 3

Bilan d'extension du cancer : 3
- IRM ou scanner cérébral (recherche de métastases, compte tenu des troubles neurologiques) 2
- scintigraphie osseuse ou TEP scan, à la recherche de lésion osseuse secondaire (hypercalcémie) 2
- TDM abdominale 1

Bilan général du patient : 3
- fonction cardiaque 1
- fonction respiratoire 1

Question n°5 — 15 points

Discussion du dossier en **réunion de concertation pulmonaire** ... 2

Le principe thérapeutique est double :

- **traitement spécifique anticancéreux :** ... 5
  - chimiothérapie par sels de platine
  - associée à radiothérapie thoracique
- **traitement symptomatique :**
  - traitement du syndrome cave supérieur (corticoïdes, pose de stent endocave), décoagulation si thrombose ... 3
  - traitement de l'hypercalcémie : hydratation, corticoïde, diurétique, diphosphonates ... 3

Prise en charge à 100 % ... 2

Question n°6 — 12 points

Hyponatrémie (syndrome de Schwartz-Bartter, cancer bronchique à petites cellules) ... 3

Syndrome inflammatoire avec anémie, polynucléose... ... 2

Traitement de l'hypercalcémie :
- hydratation ... 1
- corticoïdes ... 2
- diurétiques (furosémide) ... 1
- diphosphonates ... 2
- traitement du cancer ... 1

Question n°7 — 10 points

Toxicité digestive (nausées, vomissements) ... 2

Toxicité rénale (insuffisance rénale) ... 2

Toxicité neurologique (polynévrite, surdité) ... 2

Toxicité hématologique (leucopénie, anémie) ... 2

Alopécie ... 2

RÉFÉRENCES

Référentiel Concorde Arc Alpin.
Octobre 2006.

Small-cell lung cancer.
Jackman DM. Lancet 2005 ; 366 (9494) : 1385-96.

Minimum Clinical Recommendations for diagnosis, treatment and follow-up of small-cell lung cancer (SCLC).
Esmo FE. Ann Oncol 2005 ; 16 (Suppl 1) : 30-1.

OBJECTIFS PÉDAGOGIQUES

N° 140 : Diagnostic des cancers : signes d'appel et investigations paracliniques ; stadification ; pronostic.
N° 141 : Traitement des cancers : chirurgie, radiothérapie, chimiothérapie, hormonothérapie. La décision thérapeutique multidisciplinaire et l'information du malade.
N° 157 : Tumeurs du poumon, primitives et secondaires.
N° 199 : État confusionnel et trouble de conscience.
N° 319 : Hypercalcémie (avec le traitement).

DIFFICULTÉ

3 LIONS/3

Cas clinique transversal n°33

Monsieur H. est âgé de 35 ans. Il est non fumeur. Son poste de travail d'agent municipal consiste à assurer l'entretien de la piscine couverte d'une ville de 30 000 habitants. Il effectue le nettoyage des locaux et des vestiaires de la piscine. Il vérifie le pH de la piscine et remplit les réservoirs de produits désinfectants qui sont mélangés à l'eau de la piscine grâce à un automate. Lors du remplissage de l'un de ces containeurs par un dérivé chloré (chloramine T), il perd l'équilibre et le contenu du bidon de 20 litres se répand dans le local technique exigu d'une dizaine de mètres carrés, correspondant à un volume d'environ 30 m^3. Il reste environ 30 minutes dans ce local, qui ne possède qu'une aération donnant sur l'extérieur d'une surface de 20 cm^2, afin d'évacuer le désinfectant chloré répandu à la suite de la fausse manœuvre. Lorsqu'il quitte enfin ce local, il se plaint de difficultés à respirer. Devant l'aggravation des symptômes respiratoires, il consulte son médecin traitant. L'auscultation ne permet d'identifier aucun crépitant mais uniquement une discrète diminution du murmure vésiculaire.

Questions

Question n°1 : Quel diagnostic évoquez-vous en première intention chez ce patient qui n'a aucun antécédent respiratoire ni autre, atopique y compris ?

Question n°2 : M. H. bénéficie d'un arrêt maladie d'un mois. Deux mois après l'exposition aiguë à la chloramine T, tout symptôme respiratoire a disparu. Puis trois mois après l'événement, M. H. se plaint de nouveau de l'apparition d'un essoufflement. Celui-ci est, selon le patient, directement lié à l'exposition au désinfectant chloré (chloramine T) lorsqu'il traverse le local où sont stockés les fûts contenant cette molécule, sachant qu'il ne manipule plus lui-même les bidons contenant ce désinfectant. La chloramine T est une molécule au potentiel allergique. Le diagnostic d'asthme professionnel allergique à la chloramine T est proposé par le médecin du travail que M. H. rencontre lors d'une visite médicale systématique. Quelle(s) investigation(s) complémentaire(s) permet(tent) éventuellement de confirmer l'allergie spécifique à la chloramine T ? Discutez la prescription de ce(s) test(s).

Question n°3 : Le médecin du travail propose de cantonner l'activité de M. H. au nettoyage des vestiaires. Il utilise des désinfectants constitués de formaldéhydes et de glutaraldéhydes. Quelques jours après sa nouvelle affectation à un poste de travail adapté, il note l'apparition de mains rouges et crevassées. Son superviseur constate qu'il utilise des concentrations du désinfectant (constitué de formaldéhydes et de glutaraldéhydes) à des concentrations deux fois supérieures à celles préconisées par le fabricant. Quel diagnostic évoquez-vous en première intention ?

Question n°4 : Il est demandé à M. H. de respecter strictement les concentrations du produit désinfectant diluées dans l'eau. Les lésions décrites disparaissent. En revanche, deux mois plus tard, apparaissent des vésicules en tête d'épingle siégeant au niveau de la face dorsale des mains et prédominant en regard des faces latérales des doigts des deux mains. M. H. ne porte aucune protection cutanée. Quel est le diagnostic le plus probable ? Pourquoi ?

Question n°5 : En raison de l'apparition de cette dernière pathologie cutanée, M. H. consulte son médecin du travail qui lui propose de réaliser une déclaration de maladie professionnelle. Le médecin du travail conclut que M. H. possède l'ensemble des critères inhérents au tableau de maladie professionnelle correspondant, y compris concernant le délai de prise en charge. Quelle est la définition du délai de prise en charge et comment s'applique-t-il à M. H. sachant qu'il est en activité professionnelle au moment de la rédaction de la déclaration ?

Réponses

Question n° 1 — 20 points

Le diagnostic à évoquer en première intention est un syndrome de Brooks, ou RADS *(Reactive Airways Dysfunction Syndrome)*	10
Cette pathologie se traduit par une dyspnée asthmatiforme	2
consécutive à une exposition aiguë massive durant une courte durée	2
à un toxique à fort potentiel irritatif	1
Cette dyspnée évolue sur plusieurs mois après l'événement	2
y compris en l'absence de toute nouvelle exposition à un irritant respiratoire	2
Il faut relever une absence de latence entre l'exposition aux toxiques et l'expression clinique de la maladie	1

Question n° 2 — 20 points

La prescription de *prick tests* effectués à base de molécules chimiques n'est pas réalisable	3
La seule possibilité permettant de poser un diagnostic spécifique est de demander une recherche d'**IgE spécifiques**	10
Le dosage ne peut pas être réalisé pour tout composé chimique	2
En revanche la technique existe pour la chloramine T	2
Il s'agit donc de la seule investigation complémentaire à demander dans ce cadre précis afin d'étayer une éventuelle relation existant entre chloramine T et asthme allergique	2
Néanmoins la présence d'IgE spécifiques peut n'être qu'un témoin de l'exposition à l'allergène	1

Question n° 3 — 20 points

Compte tenu, d'une part, de l'aspect décrit, à savoir un érythème et une peau sèche voire fissuraire,	4
mais surtout, d'autre part, de l'augmentation des concentrations de ces produits désinfectants,	4
qui possèdent en règle générale des propriétés irritatives,	2
M. H. est très certainement victime d'une **dermite d'irritation**	10

Question n° 4 — 20 points

Il s'agit très certainement d'une **dermite allergique**,	10
comme en témoigne l'aspect clinique à type d'éruptions vésiculaires	3
Un très grand nombre de désinfectants, notamment à base de formaldéhydes et de glutaraldéhydes, possèdent des propriétés sensibilisantes	3
Le respect des concentrations ainsi que le délai de latence sont des arguments en faveur d'un eczéma de contact	4

Question n° 5

20 points

Le **délai de prise en charge** correspond au délai écoulé entre la fin de l'exposition au risque et la survenue de la pathologie	10
Il est variable en fonction des maladies	3
Dans le cas de M. H., qui n'a pas cessé son activité professionnelle, le délai de prise en charge est respecté, en l'occurrence il est **nul**	3
Lorsque la constatation médicale de la maladie est faite après une période dépassant le délai de prise en charge notifié dans le tableau de maladie professionnelle, la déclaration de maladie professionnelle peut être rejetée en raison du non-respect de ce critère	4

RÉFÉRENCES

Cas clinique de dermatologie.
http://dermatologie.free.fr

Asthme professionnel.
Pauli G, Kopferschmitt-Kubler MC. Paris : éditions Margaux Orange, 1999.

OBJECTIFS PÉDAGOGIQUES

Objectif principal
N° 114 : Allergies cutanéomuqueuses chez l'enfant et l'adulte. Urticaire, dermatites atopiques et de contact.

Objectif secondaire
N° 115 : Allergies respiratoires chez l'enfant et chez l'adulte.

DIFFICULTÉ

2 LIONS/3

Cas clinique transversal n°34

Le 15 juin 2007, Gaëlle, 12 ans, née le 13 avril 1995, vient avec sa mère pour un rappel vaccinal.

Dans ses antécédents, sont notés une varicelle à l'âge de 5 ans, des épisodes fréquents d'otite moyenne aiguë et une adénoïdectomie en février 2001.

Gaëlle, qui a redoublé une classe en primaire, entrera en 6e à la rentrée prochaine.

À la page des vaccinations du carnet de santé, il est noté :

- 28 septembre 1995 : Pentacoq ;
- 2 novembre 1995 : Pentacoq ;
- 6 décembre 1995 : Pentacoq ;
- 15 mars 1997 : Monotest (négatif) ;
- 20 mars 1997 : Monovax ;
- 29 avril 1997 : Pentacoq ;
- 1er septembre 1997 : ROR vax ;
- 5 mars 2002 : DT-Polio.

L'examen clinique de ce jour montre : poids = 37,600 kg, taille = 1,46 m.

Questions

Question n°1 : Complétez le calendrier vaccinal de cette enfant en notant les dates des prochains vaccins obligatoires et recommandés à réaliser, âge adulte compris (hormis les vaccinations conseillées en cas de voyage à l'étranger).

Question n°2 : La maman vous pose la question de l'opportunité de la vaccination contre l'hépatite B. Quels arguments apportez-vous pour encourager la réalisation ou la non-réalisation de ce vaccin ?

Question n°3 : La maman est inquiète et vous interroge sur les informations entendues dans les média sur deux cas de méningite mortelle survenus dans une autre région de France. Elle aimerait prévenir ce risque chez Gaëlle par la vaccination. Que lui répondez-vous ?

Question n°4 : La maman a lu un article dans une revue féminine sur la vaccination contre le papillomavirus. Elle vous pose la question de l'opportunité de cette vaccination : expliquez les limites de ce vaccin.

Question n°5 : Détaillez les éléments médicaux à surveiller chez une enfant entre 10 et 12 ans lors d'une visite médicale préventive d'entrée dans le second cycle.

Question n°6 : La mère vous dit aussi que sa fille ne se tient pas droite. Décrivez l'examen clinique permettant le dépistage d'une scoliose. Quel(s) examen(s) paraclinique(s) demandez-vous en première intention ?

Question n°7 : La mère de Gaëlle est étonnée : sa fille n'est pas encore réglée alors qu'elle-même a été réglée à 11 ans. À l'examen, vous constatez que Gaëlle a un début de développement des seins (bourgeons mammaires) et un début de pilosité pubienne. Qu'en pensez-vous concernant Gaëlle ? Expliquez les étapes du développement pubertaire physique normal avec la chronologie ? À partir de quel âge évoquer un retard pubertaire chez la fille ?

Question n°8 : Quelles sont les bases de la communication qui vous ont permis tout au long de la consultation de répondre aux inquiétudes de la mère de Gaëlle ?

Réponses

Question n° 1

16 points

2007 : rappel **diphtérie-tétanos-polio et coqueluche** 1

2012 : rappel dT-Polio 1

À partir de 2012 : tous les 10 ans, un **rappel dTPolio**, avec valence diphtérique atténuée 1

2022 : rattrapage coquelucheux chez l'adulte n'ayant pas reçu de vaccination contre la coqueluche au cours des dix dernières années, à l'occasion du rappel avec le **vaccin dTcaPolio**. Cette vaccination pourra être anticipée en cas de projet de grossesse ou réalisée le plus tôt possible après l'accouchement* 1

2007 :

- rattrapage **rougeole-oreillons-rubéole** 1
- débuter la vaccination contre l'**hépatite B** : 2
  - schéma en **3 injections**, qui respecte un intervalle d'au moins **1 mois entre la première et la deuxième injection**, et un intervalle compris entre **5 et 12 mois entre la deuxième et la troisième injection** 2

2009 : débuter la vaccination contre les **infections à papillomavirus humain** : 2
- le schéma vaccinal comprend **3 injections**, respectant un intervalle de **2 mois entre la première et la deuxième injection**, et un intervalle de **4 mois entre la deuxième et la troisième injection** 2

La surveillance systématique de la réaction tuberculinique n'est plus indiquée 2

Seul le vaccin DT-Polio reste à ce jour obligatoire, car inscrit dans la loi. Tous les autres vaccins sont recommandés 1

+ 2 points si indication spécifique citée.

Question n° 2

7 points

La vaccination contre l'hépatite B est **recommandée** : 1
- aucun lien de cause à effet n'a pu être démontré entre cette vaccination et la survenue d'une affection démyélinisante 2
- si ce lien existe, le risque apparaît moindre chez l'enfant, d'où l'intérêt de vacciner chez le nourrisson ou à défaut avant la période à risque que représente l'adolescence 2
- même si un lien existait, l'incidence de l'hépatite B et de ses complications (hépatite fulminante, hépatite chronique, cirrhose, cancer du foie) est plus importante que celle de la SEP 2

Question n° 3

15 points

Gaëlle a été vaccinée contre les **méningites à *Haemophilus* B** quand elle était bébé ... 3

Elle n'a pas été vaccinée contre le **pneumocoque** car ce vaccin n'existait pas lorsqu'elle était nourrisson. Il n'est pas indiqué à son âge d'autant plus qu'elle est en bonne santé. On ne vaccine à son âge que les enfants atteints de pathologies cardiorespiratoires graves (insuffisance cardiaque, insuffisance respiratoire) ou de déficiences immunitaires (drépanocytose, splénectomie) 3

La vaccination contre le **méningocoque C n'est pas indiquée** : 1
- **en dehors des sujets contacts** d'un cas d'infection à méningocoque de sérogroupe C 1
- ou d'un **contexte épidémique local** 1

Dans ce cas, la vaccination des enfants est **décidée par les autorités sanitaires** 3

Le vaccin tétravalent contre les méningocoques des sérogroupes A, C, Y, W135 n'est indiqué que chez les **enfants voyageurs** se rendant dans une zone d'épidémie ou d'endémie 1

Il est obligatoire pour se rendre à **La Mecque** 1

Il n'existe **pas de vaccin** actuellement commercialisé contre la méningite à **méningocoque B**, le plus fréquent des méningocoques en France 1

Question n° 4 — 6 points

Cette vaccination dirigée contre les papillomavirus les plus fréquents est destinée à **prévenir le cancer du col de l'utérus**. Elle ne dispensera pas les femmes du **dépistage** des lésions précancéreuses du col par **frottis cervical**. Cette pratique doit même être renforcée. Il existe d'autres papillomavirus oncogènes sur lesquels le vaccin n'a pas d'effet protecteur. À partir de 25 ans, toutes les jeunes femmes vaccinées ou non vaccinées doivent donc continuer à bénéficier du dépistage selon les recommandations en vigueur 3

La durée de protection vaccinale n'est **pas connue** 1

Ce vaccin ne dispense pas de **se protéger** par préservatifs des autres infections sexuellement transmissibles, surtout lors des premiers rapports 2

Question n° 5 — 19 points

Eléments médicaux à surveiller :

- **vaccins** : vérifier et établir le calendrier à venir 1
- **développement psychomoteur** : efficience motrice, latéralité, langage 1
- comportement **scolaire**, **périscolaire**, **en famille**, comportement **alimentaire** .... 1 × 4
- conditions de vie et modifications familiales éventuelles 1
- examen **somatique** : **TA**, établir les **courbes de poids, de taille et la courbe de corpulence** 3
- développement **pubertaire** selon la cotation de **Tanner*** 2
- dépistage de **troubles visuels et auditifs** 2
- examen de la cavité **buccale** et des dents 1
- **statique vertébrale** pour recherche de scoliose ou cyphose 2
- examen **cutané** : acné 1
- décision d'aptitude **à l'éducation physique et au sport** 1

– 1 point si Tanner non cité.

Question n° 6 — 16 points

Examen clinique :

- enfant examiné déshabillé **debout**, de **face**, de **profil** et de **dos** .... 1 × 4
- on s'assure que les **ailes iliaques** sont sur une **ligne horizontale** 1
- puis on fait **fléchir le tronc vers l'avant**, sans plier les genoux 1
- la découverte d'une **gibbosité** affirme la scoliose car elle signe la rotation des corps vertébraux 2
- une éventuelle **inégalité des membres inférieurs** est **compensée** par une ou plusieurs planchettes posées sous le pied du membre le plus court 4

Examens complémentaires : une **radiographie du rachis en entier de face et de profil** est demandée* 4

– 2 points si autre examen cité.

Question n° 7

11 points

Gaëlle présente des signes cliniques de développement pubertaire **normaux pour son âge** 2

L'âge de début pubertaire subit des **variations individuelles importantes** : 1

- le premier signe chez la fille est l'apparition d'un développement de la **glande mammaire**, entre **8 et 13 ans**. Quelques mois plus tard, apparaît la **pilosité pubienne**, puis **axillaire**
- les règles surviennent en moyenne **2 à 2,5 ans après le début** du développement de la glande mammaire, **avant 15 ans*** 4

Le **pic de croissance pubertaire** débute le plus souvent juste avant l'apparition du développement mammaire 2

L'accélération maximale de la croissance se fait peu de temps avant les règles 1

Le retard de puberté se définit par l'absence de signes de puberté **après l'âge de 13 ans** chez la fille 1

**** 2 points si chronologie exacte + 2 points si dates exactes.***

Question n° 8

10 points

S'assurer de l'état de **connaissance** ou du **savoir** du patient ou de ses parents pour un enfant 3

Donner des informations adaptées et structurées 2

Inviter à des questions et ainsi éviter toute incertitude 2

Faire une **synthèse**, un **résumé** : le patient ne retient que 20 à 30 % des informations divulguées lors d'une consultation, d'où la nécessité de **reformuler** pour lui permettre de repartir avec le message principal 3

RÉFÉRENCES

Calendrier vaccinal 2008. Avis du Haut Conseil de la santé publique.
BEH 2008 ; 16-17 : 129-47. http://www.invs.sante.fr/BEh/2008/16_17/beh_16_17_2008.pdf

Direction générale de la Santé, Comité technique des vaccinations. Guide des vaccinations.
Saint-Denis : coll. Varia, 2008 : 448 p.
Disponible en ligne : http://www.sante-jeunesse-sports.gouv.fr/IMG//pdf/Guide_des_vaccinations_Editions_2008.pdf.

Carnet de santé de l'enfant, version 2006.
http://www.sante.gouv.fr/htm/dossiers/carnet_sante/sommaire.htm

OBJECTIFS PÉDAGOGIQUES

Objectifs principaux

N° 33 : Suivi d'un nourrisson, d'un enfant et d'un adolescent normal. Dépistage des anomalies orthopédiques, des troubles visuels et auditifs. Examens de santé obligatoires. Médecine scolaire. Mortalité et morbidité infantiles.
N° 38 : Puberté normale et pathologique.

Objectifs secondaires

N° 1 : La relation médecin-malade. L'annonce d'une maladie grave. La formation du patient atteint de maladie chronique. La personnalisation de la prise en charge médicale.
N° 76 : Vaccinations : bases immunologiques, indications, efficacité, complications.

DIFFICULTÉ

2 LIONS/3

Cas clinique transversal n°35

Monsieur P., âgé de 54 ans, sans antécédent pathologique, est admis au service d'urgence en raison de l'apparition de picotements au niveau des quatre extrémités associés à des douleurs musculaires et des douleurs localisées à la face postérieure des cuisses. Le tableau clinique s'est rapidement aggravé avec apparition d'une faiblesse des membres inférieurs responsable d'un accrochage du pied, suivi d'un déficit sévère proximal d'évolution ascendante avec atteinte des membres supérieurs et gêne respiratoire. Ce tableau clinique s'est installé 2 semaines après un épisode viral oropharyngé. L'examen clinique met en évidence un déficit moteur sévère évalué à 3 sur 5 en distal et à 1 et 2 sur 5 en proximal au niveau des quatre membres, un déficit de la sensibilité superficielle discret des quatre extrémités, une abolition de l'arthroesthésie et de la pallesthésie. Les réflexes ostéotendineux sont tous abolis. Le patient ne présente pas de diplopie. Il se plaint de difficultés pour avaler. L'examen de l'extrémité céphalique met en évidence un signe de Souques bilatéral et un émoussement du réflexe nauséeux. Le patient présente également une polypnée superficielle, avec SpO_2 à 90 % sous air. Le pouls est mesuré à 130 battements/min, la PA à 170/100 mmHg.

Questions

Question n°1 : Quelles sont les différentes déficiences présentées par ce patient ?

Question n°2 : Quel est le diagnostic le plus probable ?

Question n°3 : Quels sont les deux examens complémentaires utiles pour confirmer le diagnostic ? Quelles informations en attendez-vous ?

Question n°4 : À quelles complications respiratoires est exposé ce patient ?

Question n°5 : Quelles mesures de prévention pouvez-vous prescrire ?

Question n°6 : Quelle(s) mesure(s) de prévention des complications de décubitus pouvez-vous prescrire ?

Question n°7 : L'évolution se caractérise par une amélioration clinique incomplète, avec la persistance d'un déficit moteur des quatre membres évalué entre 2 et 3 au niveau des membres supérieurs, 3 et 4 au niveau de la motricité proximale des membres inférieurs et 0 et 1 au niveau de la motricité distale. Le patient commence à marcher entre les barres parallèles. Il présente un steppage bilatéral. Sur le plan sensitif, il se plaint de la persistance de fourmillements des extrémités et l'examen montre une diminution de la pallesthésie. Les réflexes ostéotendineux restent abolis. Quelle(s) rééducation(s) pouvez-vous prescrire ?

Question n°8 : À 7 mois d'évolution, le patient a récupéré une autonomie complète. La marche est possible avec 2 cannes sur une distance cependant limitée à environ 200 m. Il conduit. Il reste fatigable. Cependant il souhaite reprendre son activité professionnelle de directeur financier et bénéficier d'un macaron pour le stationnement. Quels conseils donnez-vous pour l'aider dans sa démarche de réinsertion professionnelle ?

Réponses

Question n° 1 — 15 points

Motrices :	1
• tétraplégie incomplète	1
• à prédominance proximale (1-2/6)	2
• paralysie faciale bilatérale incomplète	1
• troubles de la déglutition	1
Sensitives :	1
• déficit sévère de la sensibilité profonde	2
• déficit incomplet de la sensibilité superficielle des extrémités	1
• paresthésies, myalgies, rachialgies	1
Végétatives (tachycardie et hypertension artérielle)	2
Respiratoires (insuffisance respiratoire restrictive)	2

Question n° 2 — 5 points

Polyradiculonévrite aiguë	2,5
Ou syndrome de **Guillain-Barré**	2,5

Question n° 3 — 15 points

Électromyogramme :	1
• anomalies en faveur d'une **démyélinisation**	1
• **segmentaire et focale**	1
• diminution des vitesses de conduction motrice et sensitive,	2
en faveur d'un bloc de conduction complet ou partiel	1
• allongement de latence des ondes tardives F	1
• allongement des latences distales	1
• anomalies en faveur d'une atteinte axonale	1
• fibrillations	0,5
• potentiels de dénervation	0,5
Ponction lombaire :	1
• **dissociation albuminocytologique**	1
• hyperprotéinorrachie	0,5
• absence de réaction cellulaire (moins de 10 éléments blancs)	0,5
• glycorrachie normale	1
• examen bactériologique négatif (examen direct, cultures)	1

Question n° 4 — 10 points

Détresse respiratoire aiguë (hypoventilation alvéolaire) secondaire à la paralysie musculaire	2
Encombrement trachéobronchique avec risque d'**atélectasie**	2
Pneumopathie nosocomiale	2
Pneumopathie d'inhalation secondaire aux troubles de déglutition (atteinte des nerfs mixtes IX et X)	2
Embolie pulmonaire	2

Question nº 5 — 20 points

Prescription de **rééducation respiratoire** avec deux objectifs :	2
- lutter contre l'**encombrement bronchique** :	3
• mobilisation des sécrétions après fluidification par aérosolthérapie (vibrations manuelles)	3
• évacuation par toux et expiration assistées	1
• installation du patient en postures alternées (latérale ou déclive)	1
- favoriser la **ventilation** :	3
• apprentissage de la synergie abdominodiaphragmatique	1
• ceinture abdominale	1
• possibilité d'utiliser des techniques de ventilation assistée non invasive	1
Prescription de **rééducation orthophonique**	3
Bilan de déglutition	1

Question nº 6 — 15 points

HBPM : fraxiparine, 0,3 mL en SC et surveillance NF-plaquettes tous les 7 jours	2
Installation du patient sur un lit adapté à la **prévention des escarres** (lit à pression alternante)	2
Effleurage des points d'appui pluriquotidiens	1
Apports hydriques adaptés	1
Apports nutritionnels adaptés	1
Postures déclives des membres inférieurs pour lutter contre l'œdème de stase	1
Posture anti-équin	1
Laxatifs doux (lactulose, 1 sachet par jour) pour prévenir la constipation	1
Massokinésithérapie :	1
• massages de drainage vasculaire des membres inférieurs	2
• mobilisations articulaires passives	2

Question nº 7 — 10 points

Massokinésithérapie :	1
• rééducation motrice (renforcement musculaire) segmentaire	0,5
• rééducation proprioceptive (équilibre)	1,5
• rééducation à la marche	1
• mobilisations articulaires passives et actives	1,5
• rééducation respiratoire	0,5
• réentraînement progressif à l'effort	0,5
• prescription d'attelle mollet-plante pour compenser le steppage	0,5
Ergothérapie :	1,5
• rééducation de la préhension	0,5
• aide à l'autonomie personnelle	0,5
• aides techniques	0,5

Question nº 8 — 10 points

Contacter le **médecin du travail** (pour adaptation éventuelle du poste), à qui il faut adresser un courrier détaillé relatif à la situation clinique et au handicap	2
Possibilité d'un **mi-temps thérapeutique** au début (SS)	2
Dossier de **demande de compensation du handicap** auprès de la maison départementale des personnes handicapées (MDPH) du département où réside le patient pour :	2
• demande de carte de stationnement (GIC)	2
• reconnaissance de la qualité de travailleur handicapé (RQTH)	2

RÉFÉRENCES

Handicap – Incapacité – Dépendance. Module 4.
Collège français des enseignants universitaires de médecine physique et de réadaptation. Abrégé Masson, 2e édition. Paris : Masson, 2006 : 130 p.

OBJECTIFS PÉDAGOGIQUES

Objectif principal
N° 53 : Principales techniques de rééducation et de réadaptation. Savoir prescrire la masso-kinésithérapie et l'orthophonie.

Objectifs secondaires
N° 49 : Évaluation clinique et fonctionnelle d'un handicap moteur, cognitif ou sensoriel.
N° 50 : Complications de l'immobilité et du décubitus. Prévention et prise en charge.
N° 122 : Polyradiculonévrite aiguë inflammatoire (syndrome de Guillain-Barré).

DIFFICULTÉ

3 LIONS/3

Cas clinique transversal n°36

Harry, âgé de 5 mois, est amené à la consultation d'urgence de pédiatrie par sa tante, actuellement enceinte de 28 semaines. Cette dernière a l'habitude de garder Harry car la mère de celui-ci, qui élève seule son fils, a dû reprendre son activité professionnelle et est souvent en déplacement. Harry a de la fièvre (38,5 °C) et a présenté il y a 7 jours des vésicules au palais et des érosions linguales. Ensuite, d'autres lésions sont apparues sur le scalp, dans la région cervicale et sur le tronc et enfin sur le visage. Les membres sont moins atteints. Il présente des lésions vésiculeuses, ombiliquées pour certaines, des lésions croûteuses et d'importantes lésions de grattage. Il n'a pas d'antécédents médicaux ou chirurgicaux. Sa tante vous précise que le plus jeune fils de la nourrice de Harry a manqué l'école quelques semaines plus tôt car il avait « des boutons et de la fièvre ».

Questions

Question n°1 : Quel est votre diagnostic ? Quels arguments cliniques et anamnestiques retenez-vous en faveur de ce diagnostic ?

Question n°2 : Par quels moyens confirmez-vous le diagnostic ?

Question n°3 : La tante de Harry, qui ne présente aucune lésion clinique, vous demande si elle doit elle-même prendre un traitement ou bénéficier d'une surveillance particulière. Elle a égaré son carnet de santé et ne conserve aucun souvenir des maladies éruptives qu'elle a présentées pendant l'enfance. Quelle est votre attitude ?

Question n°4 : À ce stade de sa grossesse, si la tante de Harry présentait la même affection que son neveu, quel serait le principal risque encouru par l'enfant à naître ?

Question n°5 : Quelles sont les modalités du traitement que vous proposez à Harry ?

Question n°6 : Pour la fièvre, la tante de Harry utilise comme d'habitude les antipyrétiques type paracétamol et aspirine ou ibuprofen en alternance, aux doses recommandées pour le poids de son fils. Doit-elle continuer ? Expliquez votre réponse. Que lui prescrivez-vous dans ce but ?

Question n°7 : Harry va-t-il pouvoir continuer à aller en crèche ?

Question n°8 : Le lendemain, la tante vous ramène Harry car il présente une toux. Vous suspectez une forme grave de l'affection. Laquelle ? Comment confirmez-vous votre diagnostic ?

Question n°9 : En dehors des complications infectieuses, quelles autres formes graves de cette maladie connaissez-vous ?

Réponses

Question n°1

	15 points
Varicelle chez un enfant d'âge préscolaire ne l'ayant jamais eue	5
Fébricule	1
Macule rosée puis vésicule qui s'ombilique et forme une croûte	3
Énanthème sur les muqueuses buccales	2
Topographie : cuir chevelu, tronc, membres, respect palmoplantaire puis le visage	2
Contexte de fièvre éruptive chez le fils de la nourrice qui est d'âge scolaire	2

Question n°2

	5 points
Aucun examen paraclinique	3
Diagnostic clinique	1
Recherche d'un **contage une quinzaine de jours avant**	1

Question n°3

	10 points
En pratique : elle ne sait pas si elle a déjà fait une varicelle, mais elle est enceinte de 28 semaines. Il n'y a pas de nécessité de mettre en place une surveillance spécialisée par un centre de diagnostic anténatal	3
En effet au-delà de la 24e semaine d'aménorrhée le risque d'embryo-fœtopathie est faible, ne justifiant pas une telle surveillance	2
Il n'y a pas, compte tenu de la distance du terme, de nécessité de mettre en place de traitement	3
En effet, le traitement par **acyclovir** (par voie IV à la dose de 15 mg/kg toutes les 8 heures) n'est mis en place qu'en cas de varicelle maternelle au voisinage du terme (8 à 10 jours avant l'accouchement)	2

Il s'associe à la mise en route éventuelle de mesures destinées à retarder l'accouchement. Un isolement strict s'impose en maternité.

Question n°4

	10 points
La survenue d'un **zona** dans les premières semaines ou les premiers mois de vie	10

En effet, le taux de fœtopathies varicelleuses augmente au cours de la grossesse pour atteindre 2 % entre la 13e et la 20e semaine d'aménorrhée, mais, ensuite, le risque principal est la survenue d'un zona dans les premières semaines ou les premiers mois de vie.

Question n°5

	10 points
Pour le prurit, des **antihistaminiques sédatifs** de la classe des anti-H1 (hydroxyzine, dexchlorphéniramine) peuvent être utilisés	3
Des **douches et des bains** quotidiens ou biquotidiens à l'eau tiède avec un pain, savon ou lavant dermatologique, ne contenant pas d'antiseptique, sont recommandés pour assurer les soins locaux	3
La **chlorhexidine** en solution aqueuse est utile pour prévenir la surinfection	3
Aucun autre produit (talc, crème, pommade, gel) ne doit être appliqué sur la peau. Il ne faut pas utiliser de topiques antibiotiques, antiviraux, antiprurigineux et anesthésiques	- 2*
Des **ongles** propres et coupés court réduisent le risque de surinfection bactérienne	1

En cas de surinfection cutanée, une antibiothérapie à la fois antistaphylococcique et antistreptococcique doit être prescrite par voie orale. Ici aucun élément clinique ne justifie sa prescription.

** - 2 si un autre produit topique entrant dans la liste mentionnée est prescrit. La prescription d'un autre antiseptique local tel que la chlorhexidine est en revanche acceptée.*

Question n°6

	14 points
Non	2
Il faut **arrêter** l'aspirine	2
Et les AINS	2
L'aspirine ne doit pas être administrée sans avis médical lors d'une varicelle car l'association peut entraîner le développement d'un syndrome de Reye	2
Les anti-inflammatoires non stéroïdiens sont à éviter en cas de varicelle car ils augmentent le risque de complications infectieuses	2
En cas de varicelle ou de suspicion de varicelle, le traitement de la fièvre et/ou de la douleur en première intention chez l'enfant est le paracétamol, en raison de sa bonne tolérance à doses thérapeutiques	2
Associé aux **moyens physiques** habituels (déshabillage, bains, enveloppement humide, hydratation)	2

Le syndrome de Reye est une complication rare qui associe une encéphalopathie mortelle dans 80 % des cas et une stéatose polyviscérale, en particulier hépatique.

Question n°7

	12 points
Non	4
Il présente des lésions vésiculeuses et sa contagiosité est donc maximale	4
L'**éviction** des collectivités jusqu'à la guérison clinique est réglementaire (arrêté du 3 mai 1989 : malades : éviction jusqu'à guérison complète ; sujets au contact : pas d'éviction)	4

L'éviction des collectivités n'est cependant pas médicalement indispensable, sauf en cas de surinfection. La durée optimale d'éviction scolaire ou de crèche d'un enfant varicelleux ne peut être précisée. La contagiosité étant maximale dans les jours encadrant l'éruption, le jury de la conférence de consensus du 25 mars 1998 recommande le retour en collectivité avant même la disparition totale des croûtes et en l'absence de nouvelles poussées vésiculeuses.

Question n°8

12 points

Pneumopathie varicelleuse	4
Surtout observée chez l'enfant de moins de 6 mois et chez l'adulte	2
Associant toux, dyspnée, fièvre, hémoptysie et parfois détresse respiratoire aiguë	2
Radiographie pulmonaire de face	2
montrant des **opacités micro et macronodulaires multiples**	2

Question n°9

12 points

Les **formes très extensives**	2
Et/ou hémorragiques (*les formes avec des localisations viscérales immédiates : pneumopathie)* :	2
• myocardite	2
• thrombopénie aiguë	2
• purpura fulminans	2
• méningo-encéphalite	2

RÉFÉRENCES

Prise en charge des infections à VZV. 11e Conférence de consensus en thérapeutique anti-infectieuse de la Société de pathologie infectieuse de langue française (SPILF). 25 mars 1998 Palais des Congrès, Lyon.
Med Mal Infect 1998 ; 28 : 1-8.

Recommandation de l'Afssaps en date du 15 juillet 2004, modifiant la conférence de consensus du 25 mars 1998.

Cours du CEDEF (Collège des enseignants en dermatologie de France).
http://sfdermato.actu.com/cedef/dcem.php

OBJECTIFS PÉDAGOGIQUES

Objectif principal :
N°84 : Infections à herpès virus de l'enfant et de l'adulte immunocompétents. Diagnostiquer et traiter une varicelle et en connaître les complications. Préciser les complications de la maladie herpétique chez la femme enceinte, le nouveau-né et l'atopique.

Objectif secondaire :
N°314 : Exanthème. Érythrodermie. Devant un exanthème ou une érythrodermie, argumenter les principales hypothèses diagnostiques et justifier les examens complémentaires pertinents.

DIFFICULTÉ

3 LIONS/3

Cas clinique transversal n°37

M. Y, 60 ans, consulte pour toux, expectoration, dyspnée et fébricule à 38 °C.

Ses antécédents se résument à un adénome prostatique réséqué par voie endoscopique à l'âge de 55 ans, un tabagisme à 40 paquets-années stoppé depuis 3 ans. Il a été hospitalisé pour une pneumonie 2 ans auparavant.

Votre examen montre : une dyspnée à type de polypnée avec freinage expiratoire, des râles bronchiques sibilants bilatéraux, une toux grasse, productive, avec expectoration franchement purulente.

Mme Y vous apprend que son mari tousse et crache tous les matins, depuis plusieurs années, qu'il est très facilement essoufflé lors des efforts, et même au repos depuis quelques mois. Ces signes habituels se sont aggravés récemment, et les crachats sont devenus purulents. Enfin, Mme Y précise qu'il a présenté depuis deux saisons plusieurs épisodes analogues à celui-ci (deux cette année) pour lesquels le médecin traitant a prescrit des antibiotiques.

La radiographie de thorax réalisée aux urgences montre un cœur de taille normale, l'absence de foyer de condensation.

Questions

Question n°1 : Quel est votre diagnostic ? Argumentez.

Question n°2 : Quelle doit être votre attitude immédiate (hors antibiothérapie) ?

Question n°3 : Quelle est la physiopathologie de cette maladie ?

Question n°4 : Allez-vous prescrire une antibiothérapie ? Si oui, laquelle ? Argumentez.

Question n°5 : En quelques jours, l'état de M. Y s'améliore. Quels sont les critères permettant d'envisager le retour au domicile ?

Question n°6 : Devez-vous envisager d'autres mesures ? Si oui, lesquelles ?

Réponses

Question n°1 — 15 points

Exacerbation de bronchopneumopathie chronique obstructive (BPCO) : 5
- BPCO car toux et expectoration matinale depuis plusieurs années et tabagisme 5
- exacerbation car majoration des symptômes habituels : toux, dyspnée, expectoration et purulence 5

Question n°2 — 20 points

Recherche de **signes de gravité et/ou de complication** : cyanose, sueurs, confusion, décompensation cardiaque droite 5

Mise en place de la **surveillance clinique** : pouls, TA, température, saturation, conscience, expectoration 5

Bilan biologique : NFP, fonctions rénale et hépatique, gazométrie artérielle, équilibre ionique et acidobasique 2,5

Traitement symptomatique : 5
- oxygénothérapie nasale prudente, adaptée aux contrôles gazométriques
- bronchodilatateurs
- kinésithérapie respiratoire

Prélèvements microbiologiques pour identification et antibiogramme : ECBC, hémocultures si fièvre $>$ 38,5 °C 2,5

Question n°3 — 15 points

Maladie chronique et lentement progressive, caractérisée par une diminution non complètement réversible des **débits aériens** 2,5

Étiologie : tabagisme +++ 2,5

Quatre stades évolutifs de la BPCO ont été décrits. Leur niveau de sévérité est fonction du VEMS 2,5

Le cours évolutif de la BPCO est émaillé d'exacerbations qui, dans les formes évoluées de la maladie, peuvent mettre en jeu le pronostic vital 2,5

Toutes les exacerbations ne sont pas d'origine infectieuse 5

Question n°4 — 20 points

Une **antibiothérapie peut être prescrite** car : 2,5
- la franche purulence de l'expectoration est en faveur d'une étiologie infectieuse 2,5
- la BPCO semble être ancienne et évoluée : plusieurs exacerbations par an, obstruction bronchique, dyspnée d'effort et de repos à l'état basal (sans insuffisance cardiaque connue avec silhouette cardiaque normale) 2,5
- il y a un antécédent de pneumonie : patient à risque 2,5

L'**antibiotique** doit être actif sur : *S. pneumoniae*, *H. influenzae*, *M. catarrhalis*, et les *Enterobacteriaceae* communautaires 5

Propositions : 5
- amoxicilline-acide clavulanique (3 g/j d'amoxicilline)
- céphalosporine de 3e génération injectable (céfotaxime IV ou ceftriaxone IV, IM ou SC)
- fluoroquinolone antipneumococcique (lévofloxacine, moxifloxacine)

Question n°5

15 points

Nécessité d'au moins 4 heures d'intervalle entre chaque traitement bronchodilatateur inhalé ... 1,25

Patient capable de traverser la pièce en marchant (si ambulatoire avant) ... 1,25

Patient capable de manger et dormir sans être interrompu par des épisodes de dyspnée ... 1,25

Patient cliniquement stable depuis 12 à 24 heures ... 1,25

Gaz du sang stables depuis 12 à 24 heures ... 2,5

Bonne compréhension du traitement par le patient ou la personne en charge du patient ... 2,5

Suivi et prise en charge à domicile (oxygénothérapie, infirmière à domicile...) organisés, le patient, sa famille et le médecin estimant raisonnable la prise en charge à domicile ... 5

Question n°6

15 points

Consultation de contrôle 4 à 6 semaines après la sortie de l'hôpital : ... 5

- **bilan pneumologique** complet, avec EFR, réévaluation radiographique, adaptation du traitement de fond de la BPCO ... 5

Vaccinations :

- antigrippale : à la sortie de l'hôpital si M. Y n'a pas été vacciné, recommandation pour vaccination chaque automne ... 2,5
- antipneumococcique +++ ... 2,5

RÉFÉRENCES

Bronchites infectieuses.
In : Pilly E. Maladies infectieuses et tropicales. Paris : CMIT, 2006 : chapitre 33.

Prise en charge des infections des voies respiratoires basses de l'adulte immunocompétent.
SPILF. 15e Conférence de consensus en thérapeutique anti-infectieuse. Mercredi 15 mars 2006. Med Mal Inf 2006 ; 36 : S231-S261.

Antibiothérapie par voie générale en pratique courante dans les infections respiratoires basses de l'adulte et l'enfant.
AFSSAPS. http://agmed.sante.gouv.fr/htm/5/rbp/indrbp.htm.

OBJECTIFS PÉDAGOGIQUES

Objectif principal
N° 227 : Bronchopneumopathie chronique obstructive.

Objectif secondaire
N° 173 : Prescription et surveillance des antibiotiques.

DIFFICULTÉ

2 LIONS/3

Cas clinique transversal n°38

Monsieur P., âgé de 45 ans, sans antécédent médicochirurgical, maçon, est hospitalisé en urgence pour un tableau d'hémiplégie gauche proportionnelle, associé à un déficit sensitif incomplet à tous les modes de l'hémicorps gauche. Le patient a été hospitalisé en unité de neurologie plus de 4 heures après l'installation du tableau clinique. L'angio-IRM cérébrale a montré un infarctus capsulolenticulaire s'étendant au centre ovale et au cortex temporopariétal, associé à une thrombose proximale de l'artère sylvienne.

L'examen écho-Doppler des troncs supra-aortiques a montré une sténose de l'artère carotide droite, évaluée à 40 %. L'ECG était sinusal. L'échographie transœsophagienne était normale.

Les premiers examens biologiques montrent :
- cholestérol total : 9 mmol/L ;
- cholestérol HDL : 5 mmol/L (N = 3-4 mmol/L) ;
- triglycérides : 2,5 mmol/L (N = 0,5-1,5 mmol/L) ;
- VGM : 103 fl (N = 85-95 fl) ;
- hémoglobine et plaquettes : normales ;
- glycémie : 5,1 mmol/L ;
- ASAT : 30 UI/L (N = 10-45 UI/L) ;
- ALAT : 65 UI/L (N = 10-65 UI/L) ;
- gamma-GT : 130 UI/L (N = 5-65 UI/L).

Il existe un tabagisme évalué par l'interrogatoire à 35 paquets-années.

Questions

Question n°1 : Quel est le diagnostic le plus probable ? Argumentez votre réponse.

Question n°2 : Quels autres signes cliniques pouvez-vous rechercher à l'examen ?

Question n°3 : Quelles sont les incapacités présentées par ce patient ? Comment pouvez-vous les mesurer en pratique, avec quelle(s) échelle(s) ?

Question n°4 : Comment interprétez-vous les anomalies biologiques ?

Question n°5 : Quelles mesures thérapeutiques préconisez-vous à court terme ?

Question n°6 : Quelles mesures de prévention prenez-vous pour prévenir les complications de décubitus ?

Question n°7 : Dix jours plus tard, le déficit neurologique demeure inchangé. Le patient est transféré dans un service de rééducation. Quels sont les objectifs poursuivis ? Quelles sont les méthodes de rééducation et de réadaptation que vous prescrivez ?

Question n°8 : Quelles mesures de prévention secondaire préconisez-vous à long terme ?

Question n°9 : Un mois après le début de l'histoire clinique, le patient se plaint d'une douleur de l'épaule droite le réveillant la nuit. Cette douleur est provoquée par la mobilisation passive de l'articulation qui montre également une limitation de la rotation externe. Quel diagnostic suspectez-vous ? Quels autres signes cliniques recherchez-vous à l'examen ?

Question nº 10 : Deux mois plus tard, le patient rentre à domicile. La récupération motrice a été incomplète. La marche est possible sur une distance d'environ 50 m avec une canne et une orthèse pour compenser le déficit distal. Au membre supérieur, le déficit reste plus sévère : aucune préhension n'est possible. Enfin, il persiste une aphasie d'expression. Quelles sont les mesures de prévention secondaires conseillées pour ce patient ?

Réponses

Question n° 1 — 20 points

Accident vasculaire cérébral ischémique (infarctus cérébral) : ... 3
- **sylvien total** (**superficiel** en raison de l'atteinte corticale temporopariétale, et **profond** en raison de l'atteinte de la capsule interne, du noyau lenticulaire et du centre ovale) ... 3
- consécutif à une thrombose proximale de l'artère sylvienne ... 3

Mécanisme thromboembolique probable : ... 3
- à point de départ **carotidien** (sténose évaluée à 40 % à l'examen écho-Doppler) ... 3
- d'origine athéromateuse ... 3
- dans un contexte de facteurs de risque cardiovasculaire multiples (hyperlipidémie mixte, intoxication éthylique chronique (VGM augmenté et macrocytose) et tabagisme évalué à 35 PA) ... 2

Question n° 2 — 10 points

Recherche de signes neurologiques consécutifs à l'**atteinte cérébrale hémisphérique droite** : ... 2
- hypovigilance ... 1
- déviation conjuguée de la tête et de l'œil du côté de la lésion cérébrale ... 1
- syndrome d'Anton-Babinski (négligence visuelle gauche, hémiasomatognosie, anosognosie) ... 1
- extinction sensorielle gauche (visuelle, auditive) ... 0,5
- apraxie constructive ... 0,5

Recherche de signes cliniques en faveur d'autres localisations athéromateuses ... 1

Recherche de signes cliniques en rapport avec l'intoxication éthylique : ... 1
- hépatiques (hépatomégalie, signes d'insuffisance hépatocellulaire, HTP) ... 0,5
- neuropathie débutante (aréflexie ostéotendineuse) ... 0,5

Recherche de signes cliniques en rapport avec l'hyperlipidémie ... 1

Question n° 3 — 5 points

Une **incapacité** concernant la locomotion ... 1

Une incapacité concernant la préhension ... 1

Une incapacité concernant les gestes de la vie quotidienne ... 1

Une incapacité concernant les aptitudes à la vie professionnelle et aux occupations ... 1

Deux échelles peuvent être utilisées :
- l'indice de Barthel ... 0,5
- la mesure d'indépendance fonctionnelle (MIF) ... 0,5

Question n° 4 — 5 points

L'élévation des taux sériques de cholestérol et de triglycérides est en faveur d'une **hyperlipidémie mixte** ... 2,5

L'augmentation du VGM et l'élévation du taux de gamma-GT sont en faveur d'une **intoxication éthylique chronique** ... 2,5

Question n° 5 — 20 points

Le patient ayant été admis plus de 4 heures après l'installation des premiers signes cliniques, il n'y a pas d'indication de **thrombolyse** en urgence. Il n'y a pas non plus d'indication de **traitement anticoagulant** (absence de cardiopathie emboligène, de dissection artérielle 2

Surveillance continue par scope de la fréquence cardiaque 2

Surveillance continue de l'oxygénation (saturomètre) et de la fréquence respiratoire, et administration d'oxygène en cas d'hypoxémie ($SaO_2 < 92$ %) 2

Assurer la liberté des voies aériennes supérieures

Surveillance régulière de la pression artérielle : pas de traitement sauf en cas de PA systolique > 220 mmHg ou de PA diastolique > 120 mmHg, confirmées sur des mesures répétées 2

Surveillance de l'état neurologique : conscience, déficits (score de Glasgow, scores neurologiques), diurèse, SaO_2, température 2

Surveillance de l'apparition de signes cliniques de pré-DT ; vitaminothérapie à discuter 2

Surveillance de la glycémie 2

Voie veineuse périphérique avec hydratation (1 000 mL SG 5 %, 4 g NaCl + 2 g KCl) ... 2

Héparine au pousse-seringue à dose isocoagulante, en surveillant TCA ou anti-Xa 2

Pas d'indication de traitement anticomitial, antidépresseur ou tranquillisant 2

Question n° 6 — 10 points

Installation sur un lit adapté, en position demi-assise, avec réalisation d'une posture pour le membre supérieur afin de prévenir la survenue de douleurs et d'un appendement de l'épaule, et d'une posture en mousse pour le pied pour prévenir un équin d'origine paralytique 2

Prescription de massokinésithérapie : 1,5
- massage de drainage vasculaire des membres inférieurs 1
- mobilisations articulaires quotidiennes passives 1
- rééducation respiratoire (aide à l'expiration et à but ventilatoire 1

Prescription de bas de contention veineuse (force I) en l'absence de signes d'artériopathie débutante 1

Surveillance des points d'appui et effleurages pluriquotidiens 1

Prescription d'orthophonie pour bilan de déglutition : évaluer le risque de fausses routes alimentaires silencieuses 1,5

Question n° 7 — 10 points

Poursuite de la **prévention** des complications de décubitus 2

Prescription de **massokinésithérapie** : 2
- début d'installation du patient en position assise avec travail de l'équilibre postural assis (motricité axiale) 0,5
- début d'apprentissage de la conduite en fauteuil roulant manuel 0,5

Prescription d'**ergothérapie** : 2
- évaluation des fonctions supérieures 0,5
- évaluation des incapacités et mise en place d'aides techniques 0,5

Prescription d'**orthophonie** si les troubles de déglutition persistent 2

Question n° 8

5 points

Règles hygiénodiététiques :
- régime hypolipidique 1
- arrêt de l'alcool et du tabac 1

Traitement **antiagrégant** : clopidogrel (Plavix®) ou aspirine à petites doses 1

Traitement **IEC** (Triatec®) + Fludex® (résultats étude Progress) 1

Traitement hypolipémiant (statines : Elisor®, Tahor®, Crestor®) 1

Question n° 9

10 points

Une **algoneurodystrophie** débutante 5

L'examen pourra rechercher des signes associés au niveau de la main :
- un **œdème** 1
- une augmentation modérée de la chaleur locale 1
- des **troubles vasomoteurs** (acrocyanose, hypersudation) 1
- une **douleur** à la mobilisation 1
- une **raideur** des articulations métacarpophalangiennes et interphalangiennes 1

Question n° 10

5 points

Surveillance régulière du **diabète** avec suivi des recommandations hygiénodiététiques, poursuite du traitement antidiabétique et recherche des complications secondaires 1

Surveillance régulière de la **pression artérielle** avec suivi des recommandations hygiénodiététiques, et poursuite du traitement antihypertenseur 1

Dépister une **hyperlipidémie** associée 1

Arrêt définitif du **tabac** 1

Indication d'un **traitement antiplaquettaire** à visée artérielle au long cours en raison du risque de récidive chez ce patient présentant des signes cliniques d'une athérosclérose évoluée (aspirine à petites doses, clopidogrel) 1

RÉFÉRENCES

Principes de la prise en charge des accidents ischémiques cérébraux à la phase aiguë.
Alamowitch S, Favrolle P. La Lettre du Neurologue 10 (4) : 28-31.

Handicap – Incapacité – Dépendance. Module 4.
Collège français des enseignants universitaires de médecine physique et de réadaptation. Abrégé Masson, 2e édition. Paris : Masson, 2006 : 130 p.

OBJECTIFS PÉDAGOGIQUES

Objectif principal

N° 49 : Évaluation clinique et fonctionnelle d'un handicap moteur, cognitif ou sensoriel.

Objectifs secondaires

N° 50 : Complications de l'immobilité et du décubitus. Prévention et prise en charge.
N° 53 : Principales techniques de rééducation et de réadaptation. Savoir prescrire la masso-kinésithérapie et l'orthophonie.
N° 129 : Facteurs de risque cardiovasculaire et prévention.
N° 133 : Accidents vasculaires cérébraux.

DIFFICULTÉ

3 LIONS/3

Cas clinique transversal n°39

Une femme de 69 ans, sans antécédent notable, a chuté à son domicile par maladresse en faisant le ménage. Elle se présente aux urgences avec l'attitude du traumatisé du membre supérieur. En effet, elle a très mal au niveau du poignet droit. Vous l'examinez et trouvez une déformation en dos de fourchette à la face dorsale du poignet. Vous suspectez une fracture du poignet et demandez des clichés radiologiques *(figure 1).*

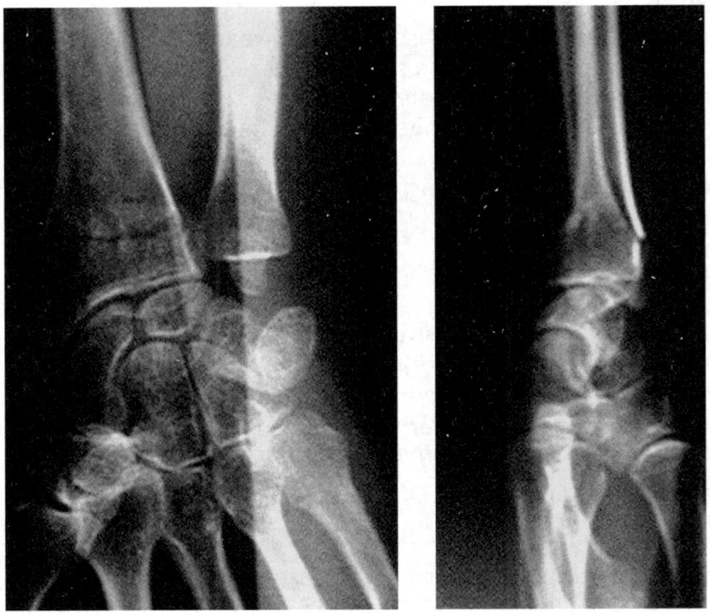

Figure 1.

Questions

Question n°1 : Commentez ces radiographies.

Question n°2 : Quel est votre diagnostic ?

Question n°3 : Quelles sont les complications de cette fracture, en prenant en compte celles liées au traitement ?

Question n°4 : Quel est le traitement de cette fracture, considérant que la patiente est opérable ?

Question n°5 : Vous revoyez la patiente 3 mois plus tard et vous n'en croyez pas vos yeux... Elle a chuté de nouveau alors qu'elle profitait d'une belle après-midi ensoleillée et d'un poignet en plein rétablissement... Cette fois-ci, c'est le poignet gauche qui a été touché. Vous l'examinez et trouvez des paresthésies dans l'index et le majeur, les pouls sont bien perçus. Vous réalisez des radiographies sans tarder *(figure 2).* Commentez-les et donnez votre diagnostic.

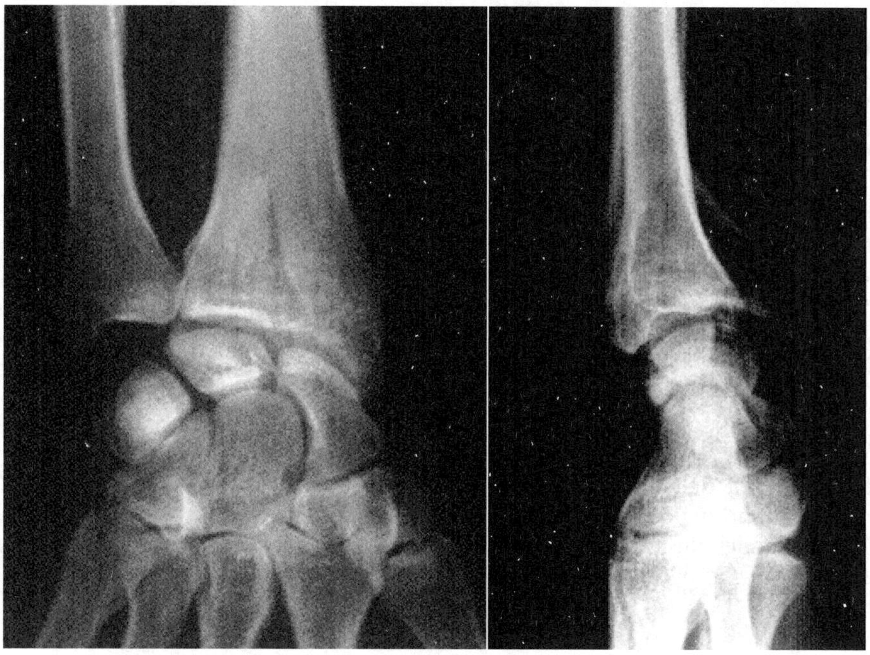

Figure 2.

Question n°6 : Que pensez-vous des troubles sensitifs présentés par la patiente ? Quelles en seront les conséquences ?

Question n°7 : Quel est votre traitement dans ce cas ?

Réponses

Question n° 1 — 20 points

Radiographie de face du poignet droit : 1
- fracture de l'extrémité inférieure du radius droit 2
- extra-articulaire (pas de refend articulaire) = sus-articulaire 2
- index radiocubital positif *(normal = négatif : – 2 mm)* 2
- diminution de l'inclinaison cubitale de la glène radiale *(angle bêta normal = 25°, ici diminué)* 2
- horizontalisation de la ligne bistyloïdienne *(angle alpha normal = 15°, ici proche de 0)* 2
- latéralisation de la styloïde radiale 2

Radiographie de profil de poignet gauche (face antérieure) : 1
- absence de refend articulaire 2
- bascule postérieure de la glène *(perte de l'antéversion physiologique de 10 à 20°)* 2

Mécanisme par compression extension probable 2

Question n° 2 — 10 points

Fracture de poignet droit de type **Pouteau-Colles**, ... 8

car fracture de l'extrémité inférieure du radius droit extra-articulaire à bascule postérieure sans atteinte de la styloïde cubitale 2

Question n° 3 — 15 points

Complications aiguës : 1
- cutanées 1
- nerveuses (syndrome du canal carpien ou du canal de Guyon) 1
- vasculaires 1
- déplacement secondaire 1
- démontage précoce du matériel d'ostéosynthèse (débricolage) 1
- sepsis sur matériel d'ostéosynthèse 1
- lésion iatrogène par broche (tendon, artère, nerf) 1

Complications chroniques : 1
- algoneurodystrophie 1
- cal vicieux 1
- arthrose 1
- raideur articulaire 1
- infection chronique 1
- pseudarthrose 1

Question n° 4 — 15 points

Traitement chirurgical : 2
- sous anesthésie locorégionale ou générale 2
- **réduction** par manœuvre externe sous contrôle radioscopique 3
- traction dans l'axe/flexion palmaire/inclinaison cubitale 2
- **ostéosynthèse** par embrochage percutané 2
- technique la plus répandue = embrochage intrafocal de Kapandji 2

Immobilisation plâtrée 2

Question n° 5

15 points

Radiographie de poignet de face : 1
- fracture de l'extrémité inférieure du radius gauche 1
- extra-articulaire 1

Radiographie de poignet de profil : 1
- bascule antérieure de la glène 1

Fracture de type **Goyrand-Smith**, ... 8

car fracture de l'extrémité inférieure du radius extra-articulaire à bascule antérieure ... 2

Question n° 6

15 points

Syndrome du canal carpien avec souffrance du nerf médian : 8
- traitement chirurgical en urgence pour éviter une aggravation des signes neurologiques 4
- **si impossible** pour raisons diverses (anesthésiques...) : réduction par traction et manœuvres externes puis plâtre avec chirurgie différée 3

Question n° 7

10 points

Traitement chirurgical : 2
- ostéosynthèse à ciel ouvert 1
- avec abord antérieur (voie de Henry) 1
- par plaque butée antérieure (= plaque console) 2

Immobilisation plâtrée 2

Patiente adressée à un rhumatologue pour **bilan d'ostéoporose** par la suite 2

OBJECTIFS PÉDAGOGIQUES

Objectif principal
N° 238 : Fracture de l'extrémité inférieure du radius chez l'adulte.

DIFFICULTÉ

2 LIONS/3

Cas clinique transversal n°40

Vous voyez en consultation d'anesthésie M. K., 72 ans, qui doit être opéré dans 15 jours d'une pneumonectomie gauche pour un adénocarcinome pulmonaire classé T2N1M0.

Dans ses antécédents, vous notez :

- une dyslipidémie ;
- une angioplastie coronaire avec pose d'endoprothèse coronaire (stent non actif) il y a 5 ans ;
- un tabagisme non sevré à 50 PA.

Son traitement actuel comprend :

- pravastatine : 20 mg le soir ;
- Kardégic® : 75 mg à midi ;
- aténolol : 50 mg matin et soir ;
- paracétamol + dextropropoxyphène à la demande.

Questions

Question n°1 : Quels sont les éléments que vous recherchez particulièrement à l'interrogatoire, à l'examen et dans le dossier médical de M. K. ? Que signifie la classification T2N1M0 pour un adénocarcinome pulmonaire ?

Question n°2 : M. K. vous signale qu'il a perdu 18 kg en 3 mois et qu'il pèse actuellement 52 kg pour 170 cm. Par ailleurs, il décrit une dyspnée pour des efforts de la vie courante, sans douleur angineuse. Quelle est votre prise en charge préopératoire ? Contre-indiquez-vous la chirurgie prévue 15 jours plus tard ?

Question n°3 : Vous revoyez M. K. la veille de son intervention. Les bilans complémentaires que vous aviez demandés lors de la consultation autorisent la chirurgie :
– NF-plaquettes : hémoglobine = 12 g/dL, plaquettes : 170 G/L ;
– ionogramme sanguin normal, urée = 8,2 mmol/L, créatinine = 96 μmol/L, protidémie = 43 g/L.

Le choix de l'anesthésie se porte sur la combinaison d'une péridurale thoracique et d'une anesthésie générale. Décrivez les techniques envisagées et les classes de produits que vous utiliserez ; justifiez vos choix. Quelles informations donnez-vous à M. K. ?

Question n°4 : Quelles sont les réglementations en matière d'anesthésie ?

Question n°5 : Le lendemain, vous retrouvez M. K. au bloc opératoire. Quel est le matériel nécessaire que vous avez préparé pour endormir et intuber M. K ? Quelles précautions prenez-vous (équipement du patient) ?

Question n°6 : L'anesthésie et l'intervention chirurgicale se déroulent sans problème. M. K. est ensuite transféré en unité de soins intensifs pour la prise en charge post-opératoire. Quelles sont vos prescriptions pour les 24 premières heures ?

Question n°7 : Moins de 24 h après la chirurgie, le cathéter d'analgésie est malencontreusement arraché lors de la réfection du pansement. Le patient cote sa douleur à 7/10 avec des pics à 9/10 lors des efforts de toux. Vous décidez de prescrire de la morphine injectable : selon quelles modalités et à quelle posologie ? Quel est le mode d'action de la morphine ?

Question n°8 : Le lendemain de l'intervention, alors que le patient a uriné 800 mL, la kaliémie est à 6,2 mmol/L. Quelle est votre prise en charge ?

Question n°9 : À 48 h de la chirurgie, lors d'une séance de kinésithérapie respiratoire, le patient se plaint d'une douleur médiothoracique importante. Quelle est votre conduite à tenir immédiate ?

Question n°10 : La douleur est cotée 8/10. Le patient est agité, tachycarde à 110 bpm, avec une pression artérielle abaissée et pincée, symétrique aux deux bras. L'ECG montre un sus-décalage de 3 mm de V2 à V5. Quelle est votre prise en charge, sachant que la troponine I est augmentée à 10 ng/mL ?

Réponses

Question n° 1 — 15 points

Interrogatoire :

• hémoptysie, dyspnée, douleur thoracique	0,5
• antécédents chirurgicaux et anesthésiques	0,5
• poids, taille, amaigrissement, calcul du BMI	0,5
• suivi cardiologique, douleur thoracique de type angineux	1
• port d'appareil dentaire, dents mobiles, fragiles, sur pivot	1
• allergie	1
• antécédents rénaux (infections urinaires) et prostatiques (nombre de mictions par nuit)	0,5

Dans le dossier :

• radiographie thoracique : déviation trachéale (recherche une difficulté d'intubation)	1
• fibroscopie bronchique : compression trachéale	0,5
• épreuve fonctionnelle respiratoire	1
• gazométrie	0,5
• bilan d'extension	0,5

Examen clinique :

• auscultation cardiopulmonaire	0,5
• cyanose, hippocratisme digital	0,5
• pression artérielle	0,5
• ECG	0,5
• ouverture buccale, distance thyromentonière, score de Mallampati, état dentaire	0,5
• bilan veineux	0,5

Classification T2N1M0 :

• **T2 :** tumeur > 3 cm	0,5
• et/ou atteinte bronche souche (à plus de 2 cm de la carène)	0,5
• et/ou atteinte de la plèvre viscérale	0,5
• et/ou atélectasie segmentaire ou lobaire	0,5
• **N1 :** ADP péribronchique(s) ou hilaire(s) homolatérale(s)	1
• **M0 :** absence de métastase	0,5

Question n° 2 — 10 points

Prise en charge préopératoire :

- kinésithérapie respiratoire	1
- aérosols de bronchodilatateurs	0,5
- renutrition :	1
• pose d'une voie veineuse centrale	0,5
• alimentation parentérale plus efficace que la réalimentation orale	1

Bilan préopératoire :

• bilan de coagulation (TP, TCA, fibrinogène), NFP	0,5
• ionogramme sanguin, urée, créatinine	0,5
• protidémie et albuminémie	0,5
• gazométrie en air	0,5
• groupage et ACI	0,5
• EFR si non déjà réalisée	1
Arrêt de l'aspirine 10 jours avant la chirurgie avec accord du cardiologue	1
Maintien des statines et bêtabloquants	1
Pas de contre-indication à la chirurgie qui est semi-urgente	0,5

Question n° 3

10 points

Anesthésie combinée : générale + locorégionale	1
Anesthésie générale :	
• en trois temps (induction, entretien et réveil), avec un hypnotique, un analgésique dérivé de la morphine et un curare	0,5
• intubation orotrachéale avec sonde à double lumière pour permettre une ventilation unipulmonaire	0,5
Anesthésie locorégionale :	
- péridurale thoracique en l'absence de contre-indication (arrêt de l'aspirine)	1
- intérêt :	
• diminution des doses d'anesthésiques par voie IV	0,5
• analgésie postopératoire contrôlée (PCEA)	0,5
• réhabilitation précoce (kinésithérapie efficace)	0,5
• diminution des infections pulmonaires et de la durée de ventilation mécanique	0,5
- laissée en place jusqu'à 72 heures après la chirurgie	0,5
- posée avant l'anesthésie générale, patient conscient	0,5
Informations à M. K. :	
• modalités de l'anesthésie	0,5
• concernant la péridurale : avantages, condition de pose, risques (hématome périmédullaire, compression, infection), fonctionnement de la PCEA	0,5
• analgésie postopératoire	0,5
• possibilité de transfusion sanguine	0,5
• consignes de jeûne : à partir de minuit, pas de tabac	0,5
• prise des bêtabloquants le matin et de la prémédication (anxiolyse)	0,5
• recueil de l'accord signé	1

Question n° 4

7 points

Consultation préanesthésique :	
• pour une intervention programmée, elle doit avoir lieu plusieurs jours avant l'opération (plus de 48 h) dans une structure adaptée favorable à un dialogue de confiance	1
• elle a été rendue obligatoire dans le cadre du décret n° 34-1050 du 5 décembre 1994 sur la sécurité anesthésique	1
• elle doit être réalisée par un médecin anesthésiste-réanimateur, qui n'est pas forcément celui qui réalisera l'anesthésie	0,5
• en dehors de toute intervention urgente, aucune dérogation pour quelque motif que ce soit n'est opposable	0,5
Visite préanesthésique : réalisée par un médecin anesthésiste-réanimateur dans les heures précédant l'intervention	1
Information du patient et consentement éclairé obtenu	1
Monitorage standardisé au bloc opératoire	1
Passage en salle de surveillance postinterventionnelle (SSPI) obligatoire	1

Question n° 5 — 3 points

Matériel pour pose de **péridurale thoracique** : aiguille et kit stériles, produits, champs stériles	0,5
Matériel pour **anesthésie générale** :	
• hypnotique, morphinique, curare	0,5
• ventilation : ventilateur vérifié, aspiration fonctionnelle, Ambu de secours avec O_2, masque et filtre, laryngoscope, sonde d'intubation orotrachéale sélective (plusieurs tailles) ; fixation sonde, stéthoscope	1
Surveillance et équipement :	
• 2 VVP de gros calibre	0,25
• scope ECG, PNI, SpO_2, capnogramme, analyseur de gaz	0,25
• couverture chauffante	0,25
• protection des points d'appui, occlusion palpébrale	0,25

Question n° 6 — 12 points

Apports hydroélectrolytiques intraveineux :	0,5
• par exemple, soluté glucosé à 5 %, 1 000 mL/12 h, avec ajout de NaCl et KCl	0,5
Poursuite de l'alimentation parentérale si en cours (adapter le volume de perfusion)	1
Prévention de l'ulcère de stress :	0,5
• par exemple, ranitidine : 1 amp./12 h	
Prévention des complications thromboemboliques :	0,5
• HBPM en une injection sous-cutanée par 24 h (par exemple, Lovenox®: 0,4 mL/24 h), à débuter à H + 4 si drains inférieurs à 50 mL/h	0,5
• bas de contention	1
Antalgiques :	
• paracétamol : 1 g/6 h IV puis *per os*	0,5
• AINS (par exemple, kétoprofène : 50 mg/6 h IV puis *per os*)	0,5
Analgésie par cathéter de péridurale, PCEA : mélange d'anesthésique local et dérivés morphiniques, avec débit continu faible et bolus	1
Poursuite des statines et des bêtabloquants	1
Reprise des boissons dès le soir de l'intervention	0,5
Surveillance :	
• clinique toutes les 2 h : pouls, pression artérielle, conscience, fréquence respiratoire, SpO_2, motricité des jambes et des bras, EVS et EVA, pansement du cathéter de péridurale	1
• paraclinique : NFP, ionogramme, troponine I à H + 6 et à J1, gazométrie artérielle, radiographie thoracique	1
Kinésithérapie respiratoire + aérosols de bronchodilatateurs	2

Question n° 7 — 13 points

Chlorhydrate de morphine injectable par voie intraveineuse par **PCA** :	2
• par exemple : bolus 1 mg, période réfractaire 7 minutes, pas de débit continu, maximum 30 mg/4 h	2
• délai d'action lors de bolus : 20 minutes, durée de 4 à 5 h	1
Morphine = analgésique de niveau 3 :	1
- antalgique à **effet central**	0,5
- possédant une action spinale et supraspinale	0,5
- **au niveau de la corne postérieure de la moelle épinière**,	0,5

- la morphine a une action pré et postsynaptique par son agonisme préférentiel pour les récepteurs μ :	0,5
• en présynaptique, elle entraîne une diminution de la libération des médiateurs impliqués dans la transmission des messages nociceptifs (substance P) et de la mise en mémoire de ces messages (implication des récepteurs NMDA)	1
• en postsynaptique, la morphine entraîne une diminution d'activité des neurones nociceptifs ascendants par hyperpolarisation, d'où une diminution des messages nociceptifs	1
- **au niveau central**, surtout au niveau du tronc cérébral (noyau raphé magnus, substance grise périaqueducale),	1
- la morphine active les voies bulbospinales inhibitrices qui se projettent au niveau de la corne postérieure de la moelle épinière et réduisent le message nociceptif à ce niveau	1
- la morphine a également un effet psychodysleptique susceptible d'entraîner un état d'indifférence à la douleur	1

Question n° 8

15 points

Réalisation d'un **ECG** pour rechercher des signes d'hyperkaliémie :	1
• ondes T amples et pointues	0,5
• sous-décalage ST	0,5
• QT normal ou allongé	0,5
• troubles de la conduction et de l'excitation (disparition P, bloc sinoauriculaire, allongement PR, BAV, dissociation atrioventriculaire, rythme jonctionnel, élargissement et changement axe du QRS, rythme idioventriculaire lent, TV, FV, asystolie)	1
Vérification de la kaliémie en urgence	0,5
Suppression des apports : changement des perfusions (sans potassium)	1
Captation digestive par résine échangeuse d'ions :	1
• **Kayexalate**® (1 mesure = 15 g), agit en 30 min (pendant 4 à 6 h)	1
Augmentation de l'élimination rénale :	0,5
• **diurétiques de l'anse** (furosémide)	1
Protection myocardique (transitoire) par **sels de calcium** si troubles à l'ECG	1
Facilitation des **transferts membranaires** et correction d'une acidose :	0,5
- bicarbonate de sodium à 8,4 % : 50 à 100 mL	1
- glucosé à 30 % + insuline ordinaire :	1
• 1 UI d'insuline pour 5 g de glucose : SG 30 % 500 mL + 30 UI	1
Recherche de la cause de l'oligurie :	
• insuffisance rénale liée aux AINS, rhabdomyolyse liée à la statine	1
• choc cardiaque, septique...	1

Question n° 9

7 points

Mise au repos immédiate et arrêt de la kinésithérapie	2
Interrogatoire : description de la douleur (différencier une douleur angineuse d'une douleur pariétale)	2
ECG et radiographie thoracique	1
Dosages troponine cardiaque	1
Pouls, pression artérielle et SpO_2	1

Question n° 10

Question n° 10	8 points
Diagnostic supposé : **syndrome coronarien aigu ST + et troponine +,**	2
probablement par **thrombose intrastent**	2
Pronostic réservé	0,5
Assurer l'antalgie (morphine IV en titration) et l'anxiolyse (par exemple, benzodiazépine)	0,5
Reprise de l'aspirine et héparine	1
Majoration du traitement bétabloquant pour fréquence cardiaque inférieure à 80 bpm	1
Coronarographie ± angioplastie **en urgence**	1

Pour diminuer le risque de thrombose intrastent, il est conseillé de poursuivre l'aspirine après la période à risque (4 à 6 semaines de bithérapie antiplaquettaire pour les stents métalliques nus) si cela est compatible avec l'intervention.

RÉFÉRENCES

Guidelines on perioperative cardiovascular evaluation and care for noncardiac surgery : a report of the American College of Cardiology/American Heart Association Task Force on Practice Guidelines.
ACC/AHA, 2007. DOI : 10.1161/circulationaha.107.185699

Attitude pratique pour la prise en charge de la douleur postopératoire.
SFAR, 1999.

OBJECTIFS PÉDAGOGIQUES

Objectif principal
N° 67 : Anesthésie locale, locorégionale et générale.

Objectifs secondaires
N° 66 : Thérapeutiques antalgiques, médicamenteuses et non médicamenteuses.
N° 132 : Angine de poitrine et infarctus myocardique.

DIFFICULTÉ

3 LIONS/3

Cas clinique transversal n°41

Vous recevez aux urgences une jeune fille de 18 ans, amenée par sa famille pour un tableau neurologique fébrile, avec coma Glasgow 5, sans signe de focalisation. La température est à 41 °C.

La pression artérielle est à 80/50 mmHg, la fréquence cardiaque est à 140 bpm.

La patiente présente une tachypnée superficielle avec SpO_2 à 90 %.

L'interrogatoire de la famille est très difficile compte tenu de la barrière linguistique (origine roumaine), mais on vous dit que cette jeune fille aurait pris presque deux boîtes d'aspirine (environ 35 comprimés) depuis 3 jours pour une rage de dents intense.

Questions

Question n°1 : Quelle est votre attitude thérapeutique initiale ?

Question n°2 : Quels sont les signes cliniques présents chez cette patiente compatibles avec une intoxication à l'aspirine ? Quelles autres manifestations essayez-vous de faire préciser à la famille ?

Question n°3 : Quel bilan paraclinique réalisez-vous en urgence ?

Question n°4 : Vous recevez les premiers résultats des examens demandés :

- le bilan d'imagerie retrouve uniquement une hépatomégalie modérée ;
- NFS : globules blancs = 19,90 G/L, globules rouges = 3,66 T/L, hémoglobine = 107 g/L, plaquettes : 82 G/L ;
- ionogramme sanguin : sodium = 133,9 mmol/L, potassium = 3,70 mmol/L, chlorures : 112 mmol/L, bicarbonates : 16,0 mmol/L, protéines : 63 g/L, urée = 5,0 mmol/L, créatinine = 85 µmol/L, glucose = 2,7 mmol/L, albumine = 32 g/L, bilirubine totale = 59 µmol/L, bilirubine conjuguée = 44 µmol/L, ASAT = 7 609 UI/L, ALAT : 6 590 UI/L, phosphatases alcalines = 137 UI/L, γGT = 35 UI/L ;
- bilan de coagulation : TCA = 49 s, TP = 10 %, fibrinogène = 1 g/L, facteur II : 28 %, facteur V = 11 %, facteur VII < 10 % ;
- bilan toxicologie : salicylémie = négative, paracétamolémie = 293 mg/L ;
- le reste de votre bilan est sans particularité.

Quel est votre diagnostic ? Justifiez. Comment adaptez-vous le traitement ?

Question n°5 : Votre traitement a été efficace. Cinq jours après son admission en réanimation, l'état de la patiente est globalement satisfaisant en dehors d'une fièvre oscillante autour de 38,5 °C. Quels examens demandez-vous et pourquoi ?

Réponses

Question n°1

	20 points
Urgence médicale	1
Pronostic vital engagé	1
Pose de 2 voies veineuses de bon calibre	1
Intubation orotrachéale*	4
Ventilation mécanique	2
Rééquilibration hydroélectrolytique	1
Traitement de l'hypotension :	
• remplissage vasculaire par des macromolécules	1
• si l'hypotension est réfractaire à l'expansion volémique : amines vasopressives type noradrénaline	1
Lutte contre l'hyperthermie :	
• antipyrétiques	1
• glaçage	1
Antibiothérapie probabiliste, par voie intraveineuse, multiple, synergique, à fortes doses, à bonne diffusion intracérébrale, à débuter immédiatement après les prélèvements bactériologiques et la ponction lombaire, sans en attendre les résultats, secondairement adaptée**	4
Antiviral : aciclovir	1
Surveillance :	
• scope ECG, pression artérielle, fréquence cardiaque, SpO_2	0,5
• état de conscience, score de Glasgow, pupilles, diurèse (sondage urinaire)	0,5

0 à la question si pas d'intubation orotrachéale.

*** L'intubation orotrachéale et la ventilation mécanique sont ici indiscutables compte tenu de l'état de conscience (score de Glasgow < 8) et de la défaillance ventilatoire associant tachypnée et saturation limite.**

**** Une antibiothérapie large, associant au moins trois molécules différentes, passant la barrière méningée, doit être débutée rapidement dès la réalisation de la ponction lombaire et des hémocultures, dans l'hypothèse d'une méningite bactérienne. Il faudra également associer de l'aciclovir dans l'hypothèse d'une méningoencéphalite herpétique.**

Question n°2

	20 points
Les signes présents chez la patiente, compatibles avec une **intoxication à l'aspirine** sont :	
• le coma	3
• la dyspnée	3
• l'hyperthermie	3
Les autres signes évocateurs à rechercher sont :	
• des troubles neurosensoriels : céphalées, vertiges, hypoacousie, acouphènes, troubles visuels, convulsions	1 × 7
• des troubles digestifs : épigastralgies, nausées, vomissements, hémorragies digestives mineures	1 × 4

Question n°3

25 points

Bilan biologique :

- numération-formule sanguine, plaquettes ... 0,5
- bilan de coagulation ... 0,5
- ionogramme sanguin, urée, créatinine ... 0,5
- phosphorémie, calcémie ... 0,5
- bilan hépatique : ASAT, ALAT, bilirubine totale et conjuguée, γGT, PAL, LDH ... 0,5
- amylasémie, lipasémie ... 0,5
- vitesse de sédimentation, protéine C réactive ... 0,5
- gaz du sang ... 0,5
- β-HCG ... 1

Hémocultures répétées, aérobies/anaérobies, avant toute antibiothérapie ... 4

Tomodensitométrie cérébrale sans et avec injection de produit de contraste ... 4

Tomodensitométrie thoracoabdominopelvienne avec injection de produit de contraste ... 2

Ponction lombaire ... 5

Bilan toxicologique recherchant les benzodiazépines, les tricycliques, les barbituriques, le méprobamate, dosage de la salicylémie et de la paracétamolémie, dosage de l'alcoolémie ... 4

Bandelette urinaire « Phénistix » ... 1

La bandelette urinaire permet une recherche qualitative : elle vire au violet en cas d'intoxication à l'aspirine.

Dans les cas d'intoxications médicamenteuses, le bilan toxicologique doit être large pour rechercher d'autres toxiques associés (notamment en cas d'intoxication médicamenteuse volontaire).

Question n°4

25 points

Hépatite aiguë fulminante ... 5

Par **intoxication accidentelle au paracétamol** ... 4

Diagnostiquée devant :

- une cytolyse hépatique : ... 1
  - augmentation des transaminases ... 1
  - cholestase associée ... 1
- une insuffisance hépatocellulaire : ... 1
  - effondrement du complexe prothrombinique ... 1
  - hypoglycémie ... 1
  - diminution du fibrinogène ... 1
- une paracétamolémie élevée ... 1

On adapte le **traitement** de la manière suivante :

- administration de N-acétyl cystéine par voie intraveineuse* ... 4
- perfusion de plasma frais congelé en raison des troubles majeurs de la coagulation et des risques d'hémorragie ... 2
- adaptation du traitement antibiotique : antibiothérapie à large spectre, active sur les germes principaux en cause dans les infections de la sphère ORL. Arrêt de l'aciclovir** ... 1

Si l'évolution clinique est défavorable, on envisagera de recourir :

- à un système d'épuration hépatique (MARS) ... 0,5
- voire à une transplantation hépatique en urgence ... 0,5

* La N-acétyl cystéine (NAC) est l'antidote du paracétamol. C'est un précurseur du gluthation qui neutralise le métabolite toxique du paracétamol.

La NAC peut être administrée soit par voie orale (Mucomyst®), soit par voie intraveineuse (Fluimucil®).

La voie orale est utilisée si le patient est conscient, sans risque de fausses routes, et s'il n'a pas reçu au préalable de charbon activé. En effet, l'administration de charbon activé empêche ensuite l'absorption de la NAC par voie digestive.

Dans le cas présent, le lavage gastrique et l'administration de charbon activé ne sont pas indiqués, car la prise en charge est tardive, et la prise des comprimés de paracétamol s'est faite sur trois jours.

Les posologies du traitement intraveineux par NAC que l'on propose en cas d'intoxication au paracétamol sont :

- une dose de charge : 150 mg/kg dans 250 mL de glucosé à 5 %, à passer en 30 minutes ;
- puis 50 mg/kg dans 500 mL de glucosé à 5 %, à passer en 4 heures ;
- puis 100 mg/kg dans 1 L de glucosé à 5 %, à passer en 16 heures.

** La ponction lombaire étant normale (aspect, formule, examen direct), on peut éliminer une méningite bactérienne ou herpétique. Il paraît donc logique d'adapter l'antibiothérapie.

Il existe certes un processus infectieux, probablement d'origine ORL ou dentaire d'après ce que rapporte la famille.

Question n°5

	10 points
On recherche **un foyer infectieux** d'origine ORL :	2
• radiographie des sinus	1
• incidence de Blondeau	1
• panoramique dentaire	1
On recherche également une **endocardite infectieuse** par une échographie cardiaque transthoracique et par voie transœsophagienne	4
On contrôle le foie et les voies biliaires par une échographie abdominale	1

OBJECTIFS PÉDAGOGIQUES

Objectif principal :
N° 66 : Thérapeutiques antalgiques, médicamenteuses et non médicamenteuses.

Objectif secondaire :
N° 230 : Coma non traumatique.

DIFFICULTÉ

3 LIONS/3

Cas clinique transversal n°42

Madame G., 32 ans, III G IP, consulte à 26 SA pour la première fois ; elle se plaint d'un prurit vulvaire gênant depuis 48 heures.

Dans ses antécédents, on note :
- une fausse couche tardive à 24 SA ;
- un accouchement par forceps à 39 SA d'un bébé de 4,4 kg (porteur d'une CIV), compliqué d'une déchirure périnéale du 2e degré.

À l'examen clinique vous trouvez :
- une HU à 32 cm ;
- un col long fermé postérieur ;
- un intertrigo des plis de l'aine ;
- des petites lèvres érythémateuses ;
- au spéculum : des parois vaginales érythémateuses avec des plages blanchâtres inodores caillebottées et légèrement adhérentes aux parois.

La patiente dit ne pas ressentir beaucoup de contractions utérines (3 à 4/j).

Elle pèse 80 kg pour 1,60 m (68 kg avant la grossesse).

Questions

Question n°1 : Quel diagnostic retenez-vous *a priori* pour ce prurit vulvaire et dans le cadre de quelle affection principale ce diagnostic s'inscrit-il probablement ?

Question n°2 : Comment affirmez-vous le diagnostic de l'affection principale ?

Question n°3 : Quels sont les risques principaux auxquels est exposé le fœtus (puis le nouveau-né) du fait de la maladie principale ?

Question n°4 : La patiente se présente 3 jours après pour des douleurs abdominales. Au TV, le col est très court, ouvert à 1 doigt, et la présentation céphalique sollicite le col. Commentez l'enregistrement tococardiographique présenté ci-après *(figure 1)*. Quel est votre diagnostic ? Quel est votre bilan dans le cadre de l'urgence ?

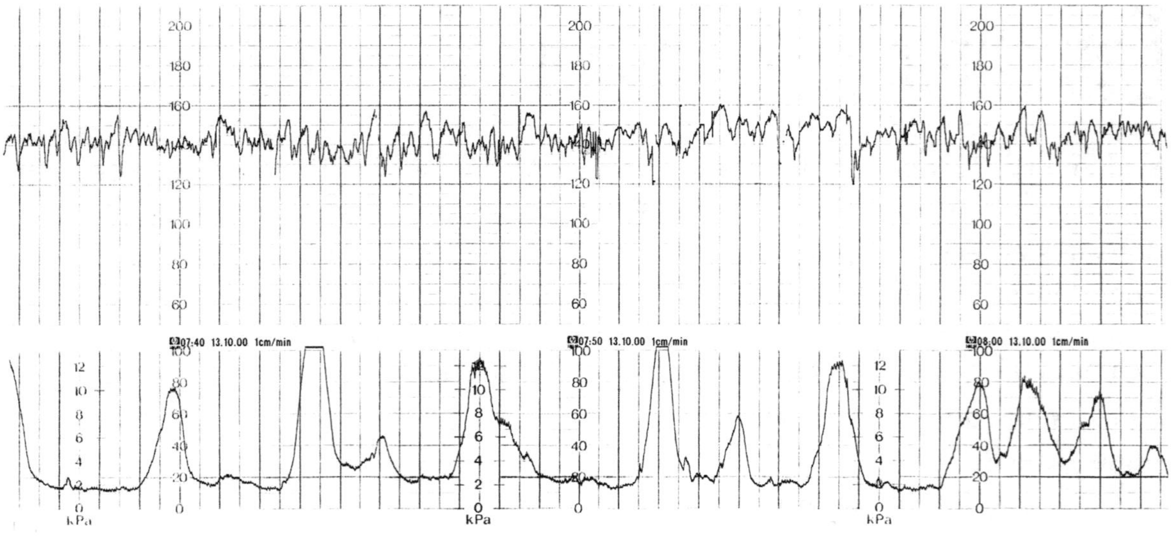

Figure 1.

Question n°5 : Quel est votre traitement concernant le problème immédiat ?

Question n°6 : Quels sont les principes du traitement de fond de l'affection causale ?

Question n°7 : La biométrie fœtale est au 90e percentile et il existe un hydramnios associé à un très petit estomac fœtal à l'échographie. Comment pourriez-vous expliquer cet hydramnios ? Quels éléments de ce dossier pourraient éventuellement vous faire penser que cette maladie était déjà présente avant la grossesse ? Comment confirmer cette hypothèse ?

Réponses

Question n°1 — 10 points

Réponse	Points
Il s'agit d'une colpite (vaginite) candidosique + intertrigo candidosique : **candidose extensive**	2
S'inscrivant probablement dans le cadre d'un **diabète** (gestationnel ou non), devant :	4
- les antécédents :	
• macrosomie	1
• FCT	
- l'examen clinique :	
• candidose extensive	1
• obésité	1
• HU trop élevée (macrosomie, hydramnios)	1

Question n°2 — 10 points

Réponse	Points
Dosage de la glycémie à jeun ou après charge en glucose :	4
• si glycémies à jeun ou en postprandial à des taux diabétiques : HGPO inutile	
• en cas de normalité des glycémies à jeun ou d'intolérance au glucose : HGPO (à 75 g de préférence, avec glycémies à jeun et 2 h après, ou test de O'Sullivan à 50 g puis 100 g si glycémie à 1 h > 1,4 g/L)	
Rappel de la définition OMS :	
- à jeun :	
• de 0,7 à 1,10 g/L : glycémie normale	1
• de 1,1 à 1,26 g/L : intolérance au glucose	1
• ≥ 1,26 g/L : diabète	1
- en postprandial ou après 2 h après 75 g de glucose :	
• < 1,4 g/L : glycémie normale	1
• de 1,4 à 2 g/L en post prandial : intolérance au glucose probable	1
• ≥ 2 g/L : diabète	1

Question n°3 — 20 points

Réponse	Points
Malformations fœtales (concerne le diabète existant au moment de la conception) :	3
• malformations mineures : classiquement non augmentées	
• malformations majeures : SNC (RR10), reins (RR6), cœur (RR4), squelettiques, système digestif	
Macrosomie (graisse, splanchnomégalie) :	2
• avec hydramnios	1
• et risque de dystocie des épaules notamment	2
À la naissance :	
• maladie des membranes hyalines (y compris après 37 SA)	2
• hypoglycémie	2
• hypocalcémie (convulsions)	1
• ictère	
• hypertrophie du septum interventriculaire (IC dans 10 % des cas)	1
• cataracte congénitale	1
• polyglobulie	
À terme : augmentation du risque de DID	1
Plus généralement : **plus de prématurité** (donc complications liées à la prématurité	2
Augmentation des MFIU (avec ou sans toxémie maternelle, qui est plus fréquente)	2

Question n°4 — 20 points

Tracé tococardiographique

CU régulières, d'intensité importante ? (intensité *non quantifiable* en tococardiographie externe) 1

RCF :
- rythme basal normal à 140 bpm 1
- oscillations du rythme cardiaque normales (amplitude = 10-15 bpm) 1
- présence d'accélérations régulièrement (amplitude > 15 bpm pendant plus de 15 s) 1
- absence de décélération 1

Le RCF est normal 1

Diagnostic

Menace d'accouchement prématuré 2

Car début de travail avant 37 SA (CU régulières, efficaces, modifiant le col)

Bilan en urgence

Hospitalisation en urgence 1

Poursuivre tococardiographie

Bilan préthérapeutique : 1

- ECG 2

- ionogramme sanguin :
  - kaliémie +++ 1
  - calcémie, glycémie

Bilan à visée étiologique : 1
- échographie obstétricale à la recherche surtout d'un hydramnios (vérifier présentation) 1
- BU ± ECBU (IU : 1re cause MAP) 2
- PV (recherche standard avec STB, recherche *Chlamydia* et mycoplasme, culture sur Sabouraud) 1
- CRP
- si fièvre : hémocultures et recherche spécifique de *L. monocytogenes*, recherche RPM

Bilan à visée pronostique : 1
- échographie cervicale (peu d'intérêt lorsque col ouvert)
- fibronectine fœtale (en tant que marqueur du risque d'AP) 1

Question n°5 — 15 points

Hospitalisation en **maternité niveau III** 1

Repos au lit strict à jeun en période critique 1

Tocolyse par *voie IV* (hors CI évidente : SFA, pathologie maternelle gravidique sévère) : 3
- traitement classique par β2-mimétiques, ... 2
  hors CI (cardiaques surtout, HTA non contrôlable, intolérance/grossesse gémellaire = CIR)
- ou antagoniste des récepteurs à l'ocytocine : atosiban (Tractocile®) 2
  en cas de grossesse gémellaire ou de CI
- hors AMM : inhibiteurs des canaux calciques lents (nifédipine : Adalate®)

Perfusion de glucosé sous **PSE insuline si diabète**

Prévention des hypokaliémies chez cette patiente à haut risque (car triple traitement hypokaliémiant : β2-mimétiques, insuline, corticoïdes) : surveillance K^+ 1

Traitement préventif des complications néonatales liées à la prématurité : 2
- corticothérapie par bétaméthasone (Célestène Chronodose® 12 mg : 2 injections à 24 heures d'intervalle) 1

Surveillance de la tolérance (cardiaque surtout) et de l'efficacité du traitement, kaliémie et glycémie : *idem* bilan d'entrée 1

Traitement de la mycose : 1
- antifungique par voie locale (ovule pour la colpite et lait ou poudre pour l'intertrigo)
- savon alcalin apaisant

Place de la progestérone à visée tocolytique en cours d'évaluation.
Lors de l'hospitalisation, mettre en œuvre une prévention du risque thromboembolique (contention veineuse, kinésithérapie, HBPM à discuter au cas par cas).

Question n°6

10 points

Prise en charge multidisciplinaire (gynécologue/endocrinologue) 1

Équilibre glycémique optimal en évitant au maximum les hypoglycémies, par : 1
- conseils hygiénodiététiques (diététicienne et régime diabétique), éducation de la patiente
- 3 repas + 3 collations 1
- 6 autocontrôles/j 1

Si diabète confirmé, insulinothérapie (pas de schéma à une ou deux injections) :
- 3 injections/j d'insuline rapide (*flash* aux repas) plus insuline intermédiaire ou lente
- ou au mieux pompe à insuline sous-cutanée (régler débit de base et les *flash* aux repas en fonction des glycémies : par exemple, 1 UI/h + 6/8/10) 2

Surveillance glycémique (carnet), HbA1c < 7 %, fructosaminémie < 285 µmol/L 1

Échographie tous les mois (penser à vérifier l'épaisseur du septum interventriculaire cardiaque fœtal) 1

D'une manière générale : prise en charge optimale en périconceptionnel chez les patientes diabétiques (afin de diminuer le risque d'embryopathie : malformation majeure), échographie morpho par un médecin référent et échographie cardiaque fœtale par spécialiste 2

Les hypoglycémies répétées sont plus dangereuses que les hyperglycémies pour les neurones fœtaux. C'est une des raisons pour lesquelles les hypoglycémiants oraux sont contre-indiqués au cours de la grossesse (ils passent la barrière placentaire, contrairement à l'insuline).

Question n°7

15 points

L'**hydramnios** s'explique par le diabète : macrosomie (par hyperinsulinisme réactionnel à l'origine du « stockage ») et polyurie fœtale, notamment 2

La présence d'un petit estomac associé à un hydramnios en échographie doit faire évoquer une **atrésie de l'œsophage** (avec ou sans fistule TB, voir la classification de Ladd) 3

Pas de critère formel en faveur de la présence de la maladie avant la grossesse (par exemple, macrosomie possible en l'absence de diabète) mais :

- antécédents de :
  - FCT 1
  - malformation cardiaque chez un enfant 1
- possible malformation digestive (atrésie ++) pour cette grossesse 1
- surcharge pondérale (BMI : index de Quetelet > 25 kg/m^2) 1

Cette hypothèse peut être confirmée par :

- glycémies élevées, HbA1c élevées : **critères non formels** 1
- présence de complications dégénératives liées au diabète : **critère formel** (par exemple, rétinopathie diabétique proliférante) 5
- réaliser un fond d'œil +++
- albuminurie + en début de grossesse ? IR ?

Pour toute femme enceinte : microalbuminurie souvent positive.

RÉFÉRENCES

The diabetic pregnant woman.
Lepercq J. Ann Endocrinol (Paris) 2003 ; 64 (3 Suppl) : S7-11.

Patterns physicians use to screen for gestational diabetes : descriptive analysis in a cohort of 701 women.
Touzet S, Rocher L, Dureau-Drevard E, Poncet B, Colin C, Orgiazzi J et al. J Gynecol Obstet Biol Reprod (Paris) 2002 ; 31 : 248-55.

Menace d'accouchement prématuré.
Textes complets et bibliographie rédigés par les experts du CNGOF. J Gynecol Obstet Biol Reprod 2002 ; 31 (Suppl 7).

OBJECTIFS PÉDAGOGIQUES

N° 17 : Principales complications de la grossesse.
N° 88 : Infections génitales de la femme. Leucorrhées.

DIFFICULTÉ

3 LIONS/3

Cas clinique transversal n°43

Une adolescente de 17 ans est adressée aux urgences par les sapeurs-pompiers pour une suspicion d'agression sexuelle. Initialement mutique, elle vous déclare qu'elle a été séquestrée durant 36 heures par son ex-petit ami, qui l'a frappée, menacée avec une hache et qui lui a imposé deux rapports sexuels vaginaux sans préservatif avec éjaculation. Elle vous déclare en sanglots qu'elle a cru qu'elle allait mourir et qu'elle n'arrête pas de revoir des images de ce qui s'est passé. Elle vous précise également qu'elle n'a pas de contraception et que ses dernières menstruations remontent à 15 jours. L'infirmière vous informe avoir constaté que les boutons du chemisier de la patiente étaient arrachés et que son soutien-gorge ainsi que son slip étaient déchirés.

Questions

Question n°1 : Le recueil des doléances de la victime est un des objectifs de l'entretien préalable à l'examen physique d'une victime de violences sexuelles. Citez les autres objectifs de cet entretien.

Question n°2 : Indiquez les prélèvements matériels que vous allez réaliser lors de la prise en charge de cette patiente. Précisez leur conditionnement.

Question n°3 : Citez les zones corporelles que vous allez examiner à la recherche de lésions traumatiques extragénitales présentées par cette patiente. Citez les caractéristiques cliniques permettant la description précise des lésions traumatiques cutanées.

Question n°4 : Lors de l'examen gynécologique, vous retrouvez une défloration ancienne et 2 plaies superficielles linéaires radiaires mesurant respectivement 2 et 4 mm, situées au niveau de la fourchette de la vulve (en position genupectorale). Ces lésions sont-elles pathognomoniques de violences sexuelles ? Justifiez votre réponse.

Question n°5 : Citez les prélèvements médicolégaux que vous allez réaliser à l'occasion de l'examen gynécologique de la patiente. Précisez leurs modalités et leur conditionnement. Indiquez leur finalité.

Question n°6 : Citez les examens biologiques qui doivent être réalisés en urgence. Précisez leurs objectifs.

Question n°7 : Quels traitements prescrivez-vous à la patiente à l'issue de son examen et selon quelles modalités ?

Question n°8 : Citez les signes présentés par la victime évoquant un retentissement psychologique ? Qu'imposent-ils et pourquoi ?

Question n°9 : Donnez une estimation du nombre de jours d'ITT que vous allez mentionner sur votre certificat médical. Justifiez votre réponse. Ce nombre de jours présente-il une importance pour la qualification de viol ? Justifiez votre réponse.

Réponses

Question n° 1 — 12 points

Informer la patiente :	2
• des objectifs et du déroulement de l'examen	2
• de la prise en charge médicale à distance *(synonyme : suivi médical)*	1
• de son droit de porter plainte	1
• de la révélation des faits à l'autorité judiciaire	1
Recueillir son **consentement** :	2
• pour la réalisation de l'examen physique	1
• pour la réalisation des prélèvements et de photographies	2

Le Code pénal autorise le médecin, avec l'accord de la victime, à porter à la connaissance du procureur de la République les sévices ou privations qu'il a constatés, sur le plan physique ou psychique, dans l'exercice de sa profession et qui lui permettent de présumer que des violences physiques, sexuelles ou psychiques de toute nature ont été commises. Il stipule que, lorsque la victime est un mineur ou une personne qui n'est pas en mesure de se protéger en raison de son âge ou de son incapacité physique ou psychique, son accord n'est pas nécessaire (articles 226-13 et 14 du Code pénal). En pratique, la règle est de divulguer de telles informations aux autorités compétentes, ce d'autant que le médecin a comme tout citoyen l'obligation de porter secours (article 223-6 du Code pénal) et que le Code de déontologie confère au médecin le rôle de défenseur des droits de l'enfant (articles 43 et 44 du Code de déontologie). Dans ce contexte de faits récents, il faut rapidement alerter la police ou la gendarmerie pour leur permettre de diligenter les opérations nécessaires à la recherche et à la sauvegarde d'indices, voire d'interpeller l'auteur des faits.

Question n° 2 — 7 points

Chemisier	1
Soutien-gorge	1
Slip	3
Conditionnement : enveloppes de papier kraft étiquetées	2

0 à la question si le conditionnement n'est pas correctement mentionné.

La prise en charge d'une victime de violences sexuelles repose sur un volet médical et sur un volet médicolégal. Concernant le second, l'objectif du médecin est non seulement de rechercher tout élément en faveur d'une pénétration de nature sexuelle ainsi que l'existence ou non de signes en faveur de l'absence de consentement, mais également de sauvegarder tous les indices. Tout élément matériel (vestimentaire en particulier) pouvant constituer un élément de preuve doit être recherché et prélevé selon une procédure permettant sa conservation et son identification lors de sa mise sous scellé par les enquêteurs. Pour les éléments pouvant être le support de traces biologiques (ADN), des enveloppes de papier doivent être préférées aux contenants en plastique, qui favorisent l'humidité, facteur de prolifération bactérienne à l'origine d'une dénaturation de l'ADN humain.

Question n° 3 — 12 points

Examen :	
• l'ensemble du corps sous toutes ses faces	2
• les zones de fixation	3
• la bouche	2
Description d'une lésion traumatique :	
• nature	1
• couleur	1
• forme	1
• dimensions	1
• localisation par rapport à au moins 2 repères anatomiques	1

**** 1 point de bonus par zone de contention précisée : cou, bras et poignets, épines iliaques antérosupérieures, faces internes des cuisses (4 points au maximum).***

Les lésions traumatiques extragénitales peuvent être discrètes, peu nombreuses et fugaces. Leur recherche doit donc être systématique et minutieuse, compte tenu de leur importance dans le diagnostic positif de violences sexuelles. Leur description doit être très précise et peut s'accompagner de photographies réalisées avec l'accord de la patiente.

Question n° 4

10 points

Non	5
Ces lésions sont **observables lors de rapports sexuels consentis**	5

L'une des difficultés de la prise en charge des victimes de violences sexuelles est liée à l'interprétation de l'examen gynécologique. Les lésions les plus fréquemment présentées par les victimes peuvent en effet l'être également à l'occasion de rapports sexuels consentis. A contrario, l'absence de lésion vulvovaginale ne permet pas d'exclure l'existence de violences sexuelles. Ces éléments renvoient à l'importance de la recherche de lésions traumatiques extragénitales et à celle de l'évaluation du retentissement psychologique.

Question n° 5

16 points

Prélèvements : vulve, vagin, col utérin	6
Modalités :	
• gants	4
• 2 écouvillons secs par site	2
• étiquetage	2
Finalité : recherche d'empreintes génétiques	2

0 à la question si gant et/ou étiquetage non mentionnés.
1 point de bonus par zone précisée : cul-de-sac vaginal postérieur, endocol et exocol (3 points au maximum).
1 point de bonus si « peignage du pubis à la recherche de poils de l'agresseur » mentionné.

Les prélèvements à la recherche d'empreintes génétiques sont orientés par les déclarations de la victime et par l'examen clinique. Ils peuvent porter sur les régions vulvovaginales, anales ou buccales, les zones sous-unguéales en cas de griffures de l'agresseur par la victime mais également intéresser toute tache corporelle suspecte, toute lésion évocatrice de morsures, ou tout poil déraciné présent sur le corps. La qualité des analyses dépend en premier lieu de la qualité des prélèvements : utilisation de gants pour éviter toute contamination génétique et séchage des écouvillons pour éviter la prolifération bactérienne. L'étiquetage et le doublage des prélèvements (contre-expertise éventuelle) doivent également être systématiques comme pour tout prélèvement médicolégal.

Question n° 6

18 points

Dépistage MST :	2
• sérologies VIH	1
• sérologie hépatites B et C	1
• sérologie syphilis	1
• prélèvements vulvovaginaux	1
• ECBU	1
Dépistage d'une grossesse :	2
• HCG	1
Bilan préthérapeutique :	2
• ionogramme sanguin	1
• glycémie	1
• urée, créatinine sanguines	1
• NFP	1
• transaminases	1
• amylases	1

Le volet médical de la prise en charge d'une victime d'agression sexuelle repose sur le traitement des lésions traumatiques (sans oublier le contrôle de la vaccination antitétanique), le dépistage des MST, la prescription de la trithérapie antirétrovirale et celle d'une contraception postcoïtale (si elles sont indiquées), ainsi que sur la prise en charge psychologique de la victime. Les prescriptions médicamenteuses imposent la réalisation d'un bilan biologique destiné à rechercher une contre-indication au traitement antirétroviral et une grossesse en cours.

Question n° 7 — 10 points

Trithérapie antirétrovirale en raison d'un rapport sexuel potentiellement contaminant datant de moins de 48 heures :
- 2 inhibiteurs nucléosidiques de la transcriptase inverse et une antiprotéase dès les résultats biologiques 3
- avec information de la patiente des effets indésirables 1
- prescrits pour au moins 72 heures jusqu'à la réévaluation par un médecin référent VIH 1

Contraception postcoïtale, en raison de l'absence d'utilisation de préservatif, de l'absence de contraception, de la date des dernières menstrues et d'un rapport datant de moins de 72 heures : pilule microprogestative ou œstroprogestative 5

La prescription de la trithérapie est une urgence en cas de pénétration sexuelle vaginale, anale ou buccale, sans préservatif, avec ou sans éjaculation, rapportée par la victime. Idéalement administrée dans les 6 heures suivant le rapport, elle peut l'être jusqu'à 48 heures après. Elle est prescrite pour au moins 72 heures de manière à couvrir l'intervalle jusqu'à la consultation avec le médecin référent en matière de VIH. Ce dernier prendra la décision de la poursuivre ou non durant 30 jours et assurera le suivi sérologique, qui peut également être réalisé par le médecin traitant. La prescription en urgence d'une antibiothérapie préventive contre les autres MST ne fait actuellement pas l'objet d'un consensus. La contraception post-coïtale doit également être prescrite en urgence.

Question n° 8 — 8 points

Stress aigu :
- mutisme 1
- sanglots 1
- sentiment de mort imminente 1
- phénomènes de reviviscence 1

Prise en charge psychologique systématique dans les jours suivants 2

Pour éviter l'apparition d'un **syndrome post-traumatique** 2

Lors de la prise en charge initiale, l'intervention d'un psychiatre est rarement nécessaire sauf tableau clinique particulier : patiente complètement prostrée mutique ou sidérée. Ces tableaux cliniques imposent souvent une hospitalisation et peuvent justifier de différer l'examen médicolégal. Habituellement, un anxiolytique per os *avant le retour à domicile et une consultation psychiatrique systématique sont proposés à la patiente.*

Question n° 9 — 7 points

ITT > 8 jours 2

En raison du retentissement psychologique 1

Sans retentissement sur la qualification de viol : 2

le viol est une qualification pénale retenue ou non à l'issue de l'instruction 2

Le viol est défini par tout acte de pénétration sexuelle, de quelque nature qu'il soit, commis sur la personne d'autrui par violence, contrainte, menace ou surprise. Il s'agit d'un crime passible de la cour d'assises et de 15 ans à la réclusion criminelle à perpétuité s'il s'est accompagné d'actes de torture ou de barbarie (articles 222-23 à 26 du Code pénal). Le terme de viol ne doit donc jamais être employé par le médecin lors de la rédaction du certificat.

RÉFÉRENCES

Accueil d'un sujet victime de violences sexuelles.
Daligand D. Rev Prat 2005 ; 55 : 565-71.

Defining patterns of genital injury from sexual assault : a review.
Sommers MS. Trauma Violence Abuse 2007 ; 8 : 270-80.

Évolution of a classification scale : medical evaluation of suspected child sexual abuse.
Adams JA. Child Maltreat 2001 ; 6 (1) : 31-6.

Conséquences des maltraitances sexuelles : les reconnaître, les soigner, les prévenir.
Conférence de consensus, 6 et 7 novembre 2003. http://admin.net6.fr/datas/inavem/fichier/VSConfConsensus03.pdf

Maladie infectieuses et tropicales.
Pilly E. 21e édition. Paris : CMIT, 2007 : 736 p.

Polycopié national de psychiatrie.
http://www.univ-rouen.fr/servlet/com.univ.utils.LectureFichierJoint?code=1152778727757langue=0

OBJECTIFS PÉDAGOGIQUES

Objectif principal

N° 183 : Accueil d'un sujet victime de violences sexuelles.

Objectifs secondaires

N° 6 : Le dossier médical. L'information du malade. Le secret médical.
N° 41 : Troubles anxieux, troubles phobiques, troubles obsessionnels compulsifs, troubles conversifs, état de stress post-traumatique et troubles de l'adaptation.
N° 202 : Exposition accidentelle aux liquides biologiques (conduite à tenir).

DIFFICULTÉ

2 LIONS/3

Cas clinique transversal n°44

Un nourrisson garçon de 8 mois est amené à l'hôpital pour fièvre et éruption. Il s'agit du premier enfant de parents jeunes et en bonne santé, gardé à domicile. Il a reçu les vaccins suivants : vaccin Pentavac® + Prevenar® à 2, 3 et 4 mois, vaccin Engerix B® à 6 et 7 mois.

Son histoire a débuté il y a 7 jours par de la fièvre accompagnée d'une toux sèche. La fièvre a été d'emblée élevée, entre 39 et 40 °C, réagissant bien aux antithermiques et s'est accompagnée d'une atteinte de l'état général avec une anorexie et un état grognon. Le médecin traitant a été consulté après 48 heures de fièvre et n'a rien découvert à l'examen et a conseillé la poursuite du traitement symptomatique de la fièvre. Au 5e jour, l'enfant est remontré au médecin traitant en raison de la persistance de la fièvre. Le médecin constate la présence d'une gorge rouge. Il existe un érythème de la région périnéale apparu 48 heures auparavant avec des zones de desquamation. Un traitement antibiotique est prescrit par amoxicilline 250 mg 2 fois/j (l'enfant pèse 8 kg).

La fièvre persiste malgré un traitement systématique par paracétamol et l'état général continue à se dégrader avec un cri geignard lors de la mobilisation. L'apparition d'une éruption amène la famille à conduire l'enfant à l'hôpital.

À l'admission, l'enfant présente une fièvre à 39,5 °C. Il est abattu et geignard. Son pouls est à 130/min, le temps de recoloration immédiat et sa PA à 90/50 mmHg. Il n'existe pas de raideur méningée. Il n'existe pas d'hépatomégalie ni de splénomégalie, ni d'adénopathies. L'examen des tympans ne montre pas d'otite. Il existe une légère conjonctivite.

Il existe une éruption dont le détail vous est montré sur les photographies présentées dans les *figures 1, 2 et 3*. Les photographies présentées dans les *figures 4 et 5* montrent le faciès de l'enfant et le détail de sa langue.

L'examen ORL retrouve par ailleurs une gorge rouge

Parmi les examens pratiqués, vous obtenez rapidement les résultats suivants :

NF : GR = 4,3 G/dL, Hb = 108 g/L, GB = 15 G/L, polynucléaires = 88 %, lymphocytes = 8 %, monocytes = 4 %, plaquettes 300 G/L, CRP : 150 mg/L.

Questions

Question n°1 : Décrivez les lésions montrées par les différentes photographies (voir page 196, et en couleur au verso de la couverture).

Question n°2 : Énumérez et discutez les différents diagnostics possibles. Quel est le diagnostic le plus probable ?

Question n°3 : Sur quels critères établirez-vous ce diagnostic ? Quel(s) critère(s) de définition de la maladie manque(ent) ? Le diagnostic aurait-il pu être évoqué plus tôt ? Si oui, sur quel(s) signe(s) ?

Question n°4 : Quel traitement prescrivez-vous (détailler) ? Qu'en attendez-vous ?

Question n°5 : Que redoute-t-on dans cette maladie ? Quelles en sont les modalités de diagnostic et de surveillance ?

Question n°6 : Que savez-vous de l'étiologie et de l'épidémiologie de cette maladie ?

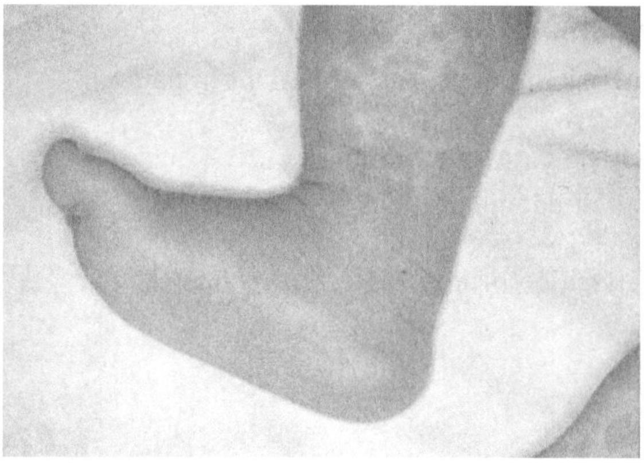

Figure 1.

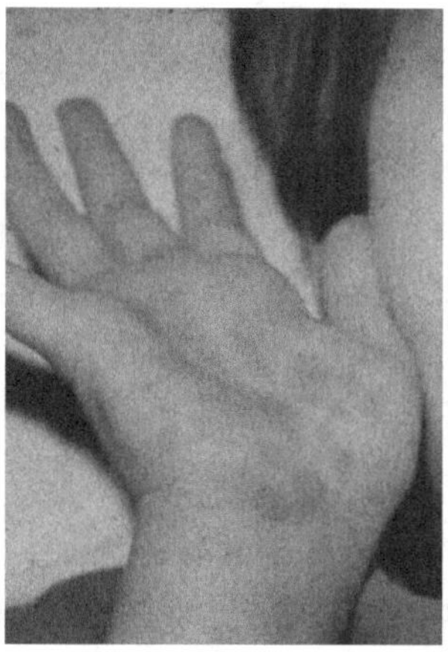

Figure 2.

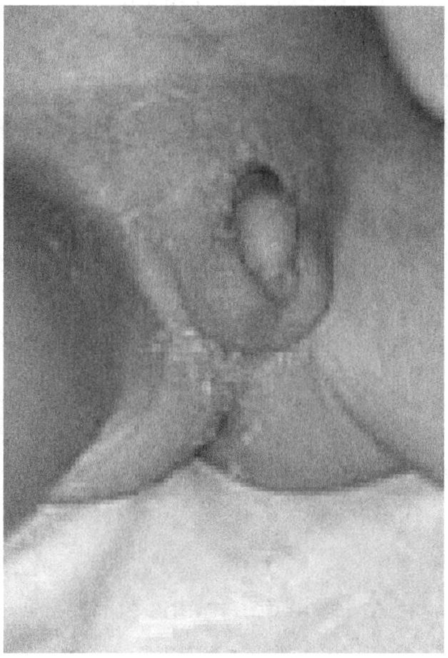

Figure 3.

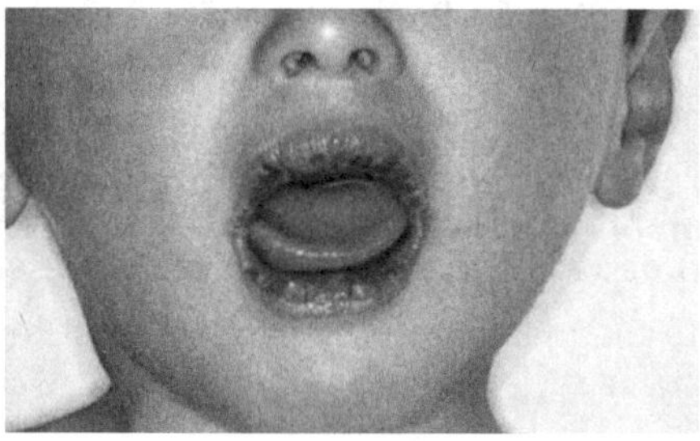

Figure 4.

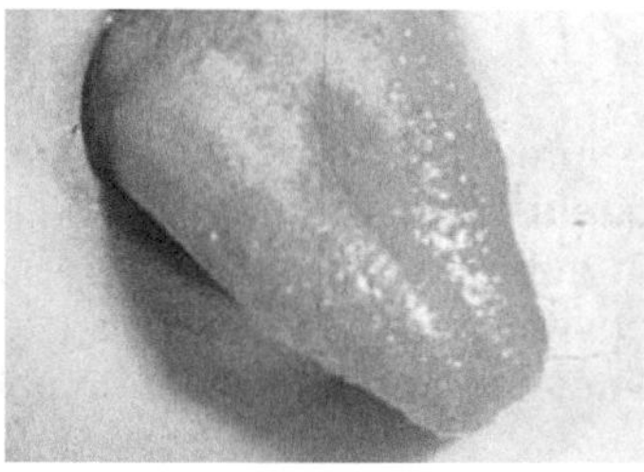

Figure 5.

Réponses

Question n°1

10 points

La figure 1 montre une **éruption morbilliforme**	2
(maculo-papules avec intervalles de peau saine) qui atteint également la paume des mains (figure 2).	1 + 1
La figure 3 montre un **érythème périnéal avec desquamation**	2
La figure 4 montre une rougeur du visage et des ulcérations de la muqueuse	1
des lèvres (**chéilite**).	2
La figure 5 montre une langue rouge, dépapillée (framboisée)	1

Question n°2

15 points

Une éruption morbilliforme associée à une rougeur du visage et une conjonctivite pourraient évoquer une **rougeole** : cependant, il n'y a pas d'atteinte	2 + 1
palmo-plantaire dans cette affection, la toux n'est pas importante. Cette maladie	1
est actuellement rare, surtout à cet âge et on n'a pas de notion de contage	1 + 1
Éruption + pharyngite + langue framboisée pourrait évoquer une **scarlatine**.	2
Cependant, l'éruption est morbilliforme (avec intervalles de peau saine).	1
On peut évoquer **une maladie virale avec une éruption d'origine**	2
médicamenteuse (amoxicilline). Les examens biologiques (polynucléose, élévation de la CRP) ne vont pas dans ce sens	1 + 1
En fait, le diagnostic le plus probable est le **syndrome de Kawasaki**	2

Question n°3

15 points

L'enfant présente les critères suivants qui définissent le syndrome de Kawasaki :	
• **fièvre depuis plus de 5 jours**	2
• **éruption cutanée**	2
• **conjonctivite**	2
• atteinte des extrémités : éruption palmo-plantaire, œdème des mains et des pieds	1
• atteinte bucco-pharyngée : rougeur du pharynx, langue framboisée, chéilite	1
Cet enfant présente donc de la fièvre associée à 4 des 5 critères de la maladie, ce qui permet d'affirmer le diagnostic de cette affection dont la définition est purement clinique. Le seul critère manquant (d'ailleurs le plus rare) est la présence d'une **adénopathie cervicale**	1
Il n'existe pas de critères biologiques de la maladie. Cependant, la leucocytose à polynucléaires et le **syndrome inflammatoire** (élévation de la vitesse de sédimentation [VS] ou de la CRP) sont habituels. La thrombocytose (absente dans ce cas) est également évocatrice de la maladie mais cette manifestation est tardive	2
Le diagnostic aurait pu être évoqué lors de la seconde consultation devant	1
une fièvre persistante avec atteinte de l'état général (inhabituelle dans le cas d'une pharyngite, qui, à cet âge ne peut qu'être virale) et surtout la présence	1 + 1
d'une éruption périnéale avec desquamation, ce qui est un signe précoce de la maladie	1

Question n°4 — 25 points

L'enfant doit être **hospitalisé** 2

Le traitement du syndrome de Kawasaki repose sur l'association d'immunoglobulines par voie intraveineuse et d'aspirine.

Les immunoglobulines sont administrées à la dose de 2 g/kg en une seule 4
perfusion intraveineuse qui doit être lente .... 1 + 1

On peut également administrer 1 g/kg 2 jours de suite.

Surveillance de la tolérance du traitement : initialement la perfusion est très 2
lente puis, si la tolérance est bonne, la vitesse de perfusion peut augmenter
Surveillance fréquence cardiaque et fréquence respiratoire en continu et 2
pression artérielle toutes les 10 minutes pendant le début de la perfusion 1
(risque de collapsus par réaction anaphylactique) 1

À cette phase de la maladie, l'**aspirine** est administrée à une forte posologie 4
(anti-inflammatoire) soit **50 à 100 mg/kg/j**, durant toute la phase fébrile. Après 2
défervescence, on peut passer à des doses antiagrégants (10 à 20 mg/kg/j) 1

L'effet attendu est une chute de la fièvre et une amélioration rapide de l'état .... 1 + 1
général. Surtout, il a été démontré que ce traitement peut **réduire le risque de complication cardiovasculaire** 2

Question n°5 — 25 points

Le risque essentiel du syndrome de Kawasaki réside dans l'apparition de **complications cardiovasculaires** 4

À la phase précoce de la maladie peut survenir une **myocardite** ou une 2
péricardite 1

Le risque essentiel est la survenue **d'anévrismes des coronaires** qui concernent 5
environ 20 % des malades. La phase de risque maximale est la 2-3e semaine.
Ces anévrismes peuvent se **thromboser**, être à l'origine d'emboles et 2
d'infarctus, se rompre ou être à l'origine d'une cardiopathie ischémique. Les 1
anévrismes peuvent beaucoup plus rarement toucher d'autres territoires 1
vasculaires.

Le diagnostic des complications cardiovasculaires repose sur la radiographie 1
pulmonaire, l'électrocardiogramme 1

Mais surtout sur **l'échocardiographie** 5

Cet examen doit être fait à la phase précoce (myocardite, péricardite) et répété au-delà de la 2e semaine d'évolution. L'enfant doit être sous surveillance 1
sous scope à la phase initiale 1

Question n°6 — 10 points

Le syndrome de Kawasaki est de **cause inconnue**. Il s'agit probablement d'une maladie infectieuse dont l'agent n'a jamais pu être isolé 4

La maladie est surtout fréquente au Japon où elle entraîne des épidémies. 1
Environ 200 cas annuels sont observés en France 1

Elle touche essentiellement les **nourrissons et les jeunes enfants**, ... 2
préférentiellement les **garçons** 2

OBJECTIFS PÉDAGOGIQUES

Objectif principal :
N° 94 : Maladies éruptives de l'enfant.

Objectifs secondaires :
N° 203 : Fièvre aiguë chez l'enfant et chez l'adulte. Critères de gravité d'un syndrome infectieux.

DIFFICULTÉ

2 LIONS/3

Cas clinique transversal n°45

Une patiente âgée de 44 ans est admise aux urgences de votre hôpital. Elle présente à l'admission une dyspnée aiguë d'aggravation rapide. Dans ses antécédents, on retient essentiellement un remplacement valvulaire mitral par prothèse mécanique à double ailette il y a 5 ans. La patiente était asymptomatique depuis, avec plusieurs contrôles échographiques montrant une bonne fonction prothétique et une fonction ventriculaire gauche conservée. Elle recevait du Sintrom® à la dose de 3/4 de comprimé le soir.

Elle a subi une extraction dentaire il y a 2 semaines avec des suites locales simples. Le Sintrom® avait été interrompu 4 jours avant l'extraction et repris 2 jours après (soit 6 jours d'arrêt). Un INR réalisé une semaine avant l'extraction était à 2,1.

Elle décrit il y a 4 jours la survenue d'un déficit du membre supérieur gauche spontanément résolutif, ayant duré quelques minutes, pour lequel elle n'a pas consulté. Il s'est ensuite installé une dyspnée d'aggravation progressive.

Aujourd'hui, cette patiente est polypnéique. La tension artérielle est normale à 120/75 mmHg. Le pouls est à 95/min. Elle est parfaitement apyrétique depuis les soins dentaires. Il n'existe pas de signe droit. L'auscultation pulmonaire en revanche objective des crépitants bilatéraux à mi-champ.

L'auscultation cardiaque trouve un roulement diastolique 2/6 à l'apex et un souffle systolique 2/6 au même foyer. Le clic prothétique est mal perçu. L'examen neurologique est normal. L'ECG s'inscrit en arythmie rapide sans autre anomalie chez cette patiente dont la FA est connue depuis plusieurs années.

Questions

Question n°1 : Commentez la gestion du traitement anticoagulant avant l'extraction dentaire ?

Question n°2 : Quel est le diagnostic le plus probable (justifiez) ?

Question n°3 : Quels examens vont permettre de confirmer votre hypothèse ? Qu'en attendez-vous ?

Question n°4 : Quel autre diagnostic avez-vous écarté sur les données cliniques et sur quels arguments paracliniques l'éliminerez-vous définitivement ?

Question n°5 : Détaillez votre prise en charge.

Question n°6 : Quelles auraient dû être les recommandations pour une simple extraction dentaire chez cette patiente ?

Réponses

Question n° 1

15 points

INR à 2,1 trop bas car prothèse valvulaire mécanique mitrale + ACFA	3
INR cible souhaitable pour une prothèse mécanique en FA = 3 à 4,5	4
INR à contrôler au minimum tous les mois voire 2 à 3 fois par semaine en période d'instabilité	4
Préférer le Préviscan® ou la Coumadine® au Sintrom®, dont la demi-vie est trop courte	4

L'arrêt des AVK (pendant 6 jours), sans aucun relais par héparine, est interdit dans un contexte d'extractions dentaires chez une patiente porteuse d'une prothèse valvulaire mitrale mécanique en AC/FA.

Question n° 2

15 points

Diagnostic symptomatique = œdème aigu pulmonaire :	2
• polypnée	1
• crépitants bilatéraux à mi-champs pulmonaires	1
• absence de signes droits	1
Diagnostic étiologique = thrombose de prothèse* :	3
- mauvaise gestion des AVK : INR inefficace 2 semaines avant et absence de contrôle depuis et arrêt des AVK sans relais par une autre thérapeutique antithrombotique	1
- épisode d'AIT il y a 4 jours par embole	3
- auscultation caractéristique au foyer mitral :	
• souffle systolique de régurgitation mitrale (toujours pathologique) en rapport avec une difficulté de fermeture des ailettes de la prothèse	1
• roulement diastolique en rapport avec un obstacle thrombotique de la prothèse ou une gêne à l'ouverture d'une ailette	1
• quasi-disparition du clic de fermeture prothétique par anomalie du jeu des ailettes de la prothèse	1

***** 0 si absent.**

Question n° 3

15 points

ETT	2
complétée par une ETO	2
au moindre doute :	1
• évaluation de la prothèse : échos anormaux sur la prothèse (thrombus) avec élévation des gradients, blocage partiel ou complet d'une ailette et fuite intraprothétique	3
• évaluation fonctionnelle cardiaque, fraction d'éjection globale, dysfonction segmentaire	2
• évaluation des autres valves (aortique, tricuspide...)	2
Éventuellement, radiocinéma de valve sous scopie montrant une anomalie du mouvement des ailettes	3

Question n° 4 — 15 points

Endocardite infectieuse, écartée sur :	
- données cliniques :	
• apyrexie	2
• absence de faux panaris d'Osler, taches de Roth, taches de Janeway	2
• absence de signes généraux d'infection (sueurs, frissons, perte de poids...)	2
- arguments paracliniques :	
• GB normaux	1
• CRP normale	1
• plusieurs hémocultures négatives	2
• absence d'images échographiques évocatrices (abcès périprothétique, atteinte d'une autre valve, végétations...)	2
• cultures des prélèvements peropératoires négatives	3

Question n° 5 — 28 points

Décision d'hospitaliser en urgence en unité de soins intensifs cardiologiques	2
à proximité d'une structure de chirurgie cardiaque :	2
- traitement symptomatique de l'OAP :	
• position demi-assise	2
• masque à oxygène, CPAP $\pm$ intubation	2
• sondage urinaire pour surveillance de la diurèse	2
• diurétiques IV (Lasilix®)	2
• 2 VVP de gros calibre	1
• inotrope si nécessaire : dobutamine/adrénaline	1
- bilan préopératoire :	5
• ECG	
• NFP, bilan de coagulation (INR, TP, TCA)	
• groupe, RAI	
• ionogramme, urée, créatinine, glycémie	
• RP face et profil	
- remplacement valvulaire mitral*	5
- en urgence	2
- fibrinolyse contre-indiquée en raison de l'accident neurologique récent, du risque d'emboles (en particulier cérébraux) et du risque de récidive de thrombose de prothèse	2

**** 0 si absent.***

Question n° 6 — 12 points

Selon les dernières recommandations, le traitement AVK doit être poursuivi	6
pendant les soins dentaires standard tels qu'une simple extraction, à condition :	
• de la vérification dans les 24 h d'un INR < 4 voire < 3 si geste ambulatoire	3
• de l'utilisation de techniques hémostatiques locales	3

OBJECTIFS PÉDAGOGIQUES

Objectif principal
N° 250 : Insuffisance cardiaque de l'adulte.
Objectif secondaire
N° 182 : Accidents des anticoagulants.

DIFFICULTÉ

3 LIONS/3

Cas clinique transversal n°46

Un homme de 32 ans, aux antécédents anxiodépressifs, est victime d'une chute du 3e étage sur sol dur.

À la prise en charge par le SAMU, le patient est en décubitus ventral de trois quarts, tête en rotation à droite. Il est conscient mais désorienté, visiblement alcoolisé. Il existe une ouverture des yeux à la stimulation douloureuse, et une réponse motrice adaptée aux stimulations.

Le patient se plaint de douleurs du bas du dos, de la cheville gauche (avec visiblement une fracture ouverte) et du poignet droit.

Questions

Question n°1 : Détaillez l'examen clinique et paraclinique que doit réaliser l'équipe du SAMU sur les lieux de l'accident. À combien cotez-vous le score de Glasgow ?

Question n°2 : La pression artérielle est à 80/50 mmHg, la fréquence cardiaque à 120 bpm. Quelles thérapeutiques le médecin du SAMU doit-il débuter ? Justifiez les choix des molécules, en précisant les posologies.

Question n°3 : Le bilan réalisé à l'admission à l'hôpital ne met pas en évidence de lésion hémorragique interne, mais trouve une fracture comminutive du corps et de l'arc postérieur de L5 avec recul du mur postérieur et déplacement antérieur du mur antérieur, une fracture de Goyrand-Smith du poignet droit, et une fracture comminutive ouverte du tibia et péroné gauche, déplacée et multifocale. Comment recherchez-vous les complications immédiates qui peuvent être consécutives à ces lésions ?

Question n°4 : Quelle doit-être la prise en charge de ces lésions ?

Question n°5 : Le chirurgien réalise une amputation au tiers inférieur de la jambe gauche. Donnez le traitement antalgique postopératoire immédiat, avec les posologies.

Question n°6 : Six mois après l'intervention, le patient se plaint de douleurs de la jambe gauche et du pied gauche. De quel type de douleur s'agit-il ? Précisez-en la physiopathologie. Quelle prise en charge proposez-vous sachant que le syndrome dépressif s'est majoré depuis l'intervention ?

Question n°7 : Un traitement par amitriptyline (Laroxyl®) est débuté. Justifiez le choix de cette molécule. Quelles sont les contre-indications à son utilisation, et ses effets secondaires ?

Question n°8 : Une prise en charge psychiatrique est proposée à ce patient, dont le syndrome dépressif est apparu à la suite du décès de son épouse, il y a 5 ans. Le patient a perdu son travail il y a 2 ans à cause d'un accident survenu sur son lieu de travail alors qu'il avait consommé de l'alcool. Quelles sont les étapes d'un deuil normal ? Quand qualifie-t-on un deuil de pathologique ?

Question n°9 : Six semaines après l'initiation du traitement par amitriptyline (200 mg/j *per os*), le patient est retrouvé chez lui par un ami, inconscient et très faiblement stimulable. À l'examen, les pupilles sont en mydriase. Quelles sont les étiologies à évoquer chez ce patient ? Quelle doit-être la prise en charge sur les lieux ?

Question n°10 : L'ECG réalisé au domicile inscrit une tachycardie régulière à environ 150 bpm avec élargissement des QRS. Que redoutez-vous ? Que faites-vous ?

Réponses

Question n° 1 — 10 points

Examen clinique :

- **immédiatement :**
  - pouls, pression artérielle, SpO_2, conscience, avant toute mobilisation 0,25
  - retournement en respectant l'axe tête-cou-tronc-bassin, en traction 0,5
  - immobilisation sur matelas coquille et pose d'une minerve rigide 0,5
- **ensuite après retournement :**
  - cardiovasculaire : pouls périphériques, pression artérielle, syndrome hémorragique extériorisé 0,25
  - respiratoire : SpO_2, fréquence respiratoire, ... 0,5
  - auscultation pulmonaire pour éliminer un pneumothorax ou un hémothorax 0,5
  - traumatologique : palpation du rachis (douleur élective), ... 0,5
  - examen des membres (fracture ouverte, déformation, plaie souillée, saignement), ... 0,5
  - bassin (instabilité) 0,5
  - neurologique : conscience, ... 0,5
  - examen des pupilles (réflexe photomoteur), ... 0,5
  - réflexe cutané plantaire (Babinsky) 0,5
  - abdominal : palpation, percussion, ... 0,5
  - douleur des hypochondres 0,5
  - recherche d'hématomes 0,5
  - prise de température 0,5

Examen paraclinique :

- glycémie capillaire 0,5
- Hémocue® 0,5
- prélèvements sanguins : bilan de coagulation (TP, TCA, fibrinogène), groupage ACI et numération sanguine 0,5

Glasgow = 11 : 0,25

- yeux = 2 0,25
- réponse verbale = 4 0,25
- réponse motrice = 5 0,25

Question n° 2 — 10 points

Pose de deux voies veineuses périphériques de gros calibre 0,5

Expansion volémique par macromolécules (type colloïdes) car hypotension et tachycardie : 1

par exemple, Voluven®, 500 mL en 10 min, à répéter si besoin (au maximum 50 mL/kg le 1er jour) 1

Antalgie :

- immobilisation des fractures (poignet, cheville) 1
- minerve rigide 1
- matelas coquille 1
- traitement antalgique intraveineux :
  - kétamine (0,3 mg/kg IVD) 0,5
  - morphine injectable en titration (1 à 2 mg, à répéter toutes les 3 à 5 minutes, jusqu'à EVA < 3) 1

Nettoyage de la fracture ouverte et protection avec pansement stérile 0,5

Scope et surveillance clinique 0,5

Réchauffement	1
Correction d'une éventuelle hypoglycémie	0,5
Transport médicalisé	0,5

Question n° 3 — 15 points

Complications de la fracture de la cheville gauche :	
- importance de la plaie cutanée (classification selon les 3 stades de Cauchoix)	1
- complications vasculaires : pouls distaux, saignement, couleur et chaleur du pied	1
- complications nerveuses = lésions du nerf sciatique poplité externe :	1
• sensibilité du bord postéro-externe du pied	1
• motricité (capacité à relever le pied)	1
Complications de la fracture du poignet :	
- plaie cutanée	0,5
- plaie vasculaire : pouls distaux, saignement, couleur et chaleur de la main	0,5
- compression nerveuse = lésion du nerf médian, exceptionnelle :	1
• sensibilité de la face palmaire des trois premiers doigts	1
• motricité (flexion des doigts et du poignet)	1
Complications de la fracture-tassement de L5 :	
- recherche d'une compression nerveuse = syndrome de la queue de cheval	1
- examen neurologique minutieux (tester tous les territoires sensitifs) :	0,5
• recherche d'une paraplégie flasque des 2 membres inférieurs (quadriceps et psoas respectés)	1
• hypo ou anesthésie du pied, de la jambe, de la face postérieure de la cuisse et des 2/3 inférieurs de la face antérieure	1
• hypo ou anesthésie du périnée et de la région fessière (anesthésie en selle)	1
• perte de la sensation de passage des urines et des selles	0,5
• troubles des réflexes rotuliens, tibio et péronéofémoraux, achilléens, médioplantaires, anal et bulbocaverneux abolis	0,5
• réflexe cutané abdominal, crémastérien et médiopubien conservés	0,5

Question n° 4 — 10 points

Pas de syndrome hémorragique viscéral engageant le pronostic vital	1
Prise en charge neurochirurgicale en urgence de la fracture de L5 car pronostic fonctionnel engagé :	1
décompression et stabilisation des lésions	3
Traitement chirurgical de la fracture ouverte de la cheville, dépendant du type d'ouverture :	1
• fracture vue tôt et stade 1 ou 2 : parage, suture, ostéosynthèse par plaque ou vis	1
• fracture vue tard ou stade 3 : fixateur externe, couverture cutanée différée si stade 3	1
Traitement du poignet : plaque console antérieure, puis immobilisation par manchette plâtrée	2

Question n° 5 — 10 points

Analgésie assurée par :	
• un traitement antalgique par voie générale (intraveineux puis relais *per os*)	1
• et par un cathéter d'anesthésie locorégionale	2

Analgésie locorégionale : bloc fémoral + bloc du nerf sciatique au creux poplité avec cathéter, pompe sur cathéter avec anesthésique local ± morphinique 2

Par voie générale :
- paracétamol : 1 g/6 h IVL puis *per os* 1
- AINS : kétoprofène, 100 mg/8 h IVL, relais *per os* 150 mg/12 h 1
- tramadol : 50 à 100 mg/8 h IVL puis relais forme LP 150 mg/12 h 1

En l'absence de cathéter d'analgésie régionale :
- morphine intraveineuse 1
- administrée par PCA 1

Question n° 6

10 points

Douleurs neuropathiques 1

Amputation :
- sensation fantôme (hallucinose) 0,5
- et parfois douleurs ressenties dans le membre fantôme (algohallucinose) 0,5
- douleurs du moignon d'amputation 0,5

Ces douleurs sont les conséquences périphériques et centrales de la section nerveuse, 0,5

par irritation des structures nerveuses issues du membre absent 0,5

Physiopathologie :
- genèse d'influx anormaux échappant aux systèmes de contrôle 1
- constitution d'un névrome hypersensible + réorganisation somatotopique par vacance des synapses centrales) 0,5
- conséquences neurochimiques : altération des neurotransmetteurs et de la densité des récepteurs 0,5
- conséquences électrophysiques : électrogenèse ectopique, spontanée et provoquée 0,5
- douleur mémoire : réactivation par la section nerveuse de douleurs préalables à l'amputation 0,5

Prise en charge :
- antalgiques mineurs : paracétamol, AINS 0,5
- opiorésistance des douleurs neuropathiques, sauf au tramadol 0,5
- psychotrope : antidépresseurs tricycliques, antiépileptiques 0,5
- infiltration avec anesthésiques locaux 0,5
- agents physiques : palpation, percussion du moignon, appareillage précoce et adapté, acupuncture, ultrasons, chaud/froid 0,5
- psychothérapie essentielle, réinsertion 0,5
- si résistance : stimulation électrique (transcutanée ou directe par implantation chirurgicale) 0,5

Question n° 7

10 points

Amitriptyline = Laroxyl® = antidépresseur tricyclique (imipraminique) : 0,5
- sédatif 0,5
- anxiolytique 0,5
- thymoanaleptique 0,5
- antidépresseur efficace pour les dépressions anxieuses à potentiel suicidaire 1
- indiqué aussi dans les douleurs rebelles dont les douleurs neuropathiques 1

Contre-indications :
- glaucome aigu par fermeture de l'angle 0,5
- adénome de prostate 0,5
- infarctus du myocarde récent 0,5
- hypersensibilité 0,5
- association aux IMAO non sélectifs 0,5

Effets secondaires :
- liés à la maladie : réactivation anxieuse, délirante ou hallucinatoire 0,5
- effets atropiniques : bouche sèche, constipation, mydriase, trouble de l'accommodation, augmentation de la pression oculaire, tachycardie, dysurie et rétention urinaire 1
- effets centraux : insomnie, somnolence diurne (confusion mentale), tremblements fins des extrémités (crises convulsives) 1
- divers : hypotension orthostatique, impuissance, prise de poids, sueurs, hépatite cholestatique, trouble de la conduction, troubles du rythme, paresthésies, agranulocytose, thrombopénie, rash cutané, chute des cheveux 1

Question n° 8 — 9 points

Le **deuil normal** comporte 4 phases, dont la durée peut dépasser 1 an : 1
- engourdissement 1
- alanguissement (douleur ?) : accès de pleurs, agitation, insomnie, pensées au défunt +++, ressenti de la présence du défunt, colère fréquente 1
- désorganisation/désespoir : incapacité à gérer le quotidien et à prendre des décisions, douleur morale 1
- réorganisation : nostalgie, souvenirs, nouveaux projets, acceptation progressive 1

Deuil pathologique :
- rythme : absence de réaction initiale et réactions différées 1
- intensité : autoreproches, mélancolie, dates anniversaires 1
- chronicité : dépression, isolement affectif et social, risque suicidaire, conduites addictives 1
- nature des réactions : euphorie, investissement passionnel, fétichisation morbide, réactions de préjudice et revendication 1

Question n° 9 — 10 points

Coma faiblement réactif + mydriase :
- intoxication médicamenteuse : antidépresseurs tricycliques ou autres (association, benzodiazépines...) 0,5
- intoxication alcoolique 0,5
- hypoglycémie 0,5
- autres causes de comas : AVC, sepsis sévère, état postcritique, méningite 0,5

Profondeur du coma : score de Glasgow 0,5

Pouls, pression artérielle, SpO_2, fréquence respiratoire 0,25

Recherche :
- perte d'urines 0,25
- morsure de langue 0,25
- inhalation/vomissement 0,25
- signes de focalisation à l'examen neurologique 0,25
- purpura 0,25

Recherche de bouteilles d'alcool, de blisters vides 0,5

Pose d'une voie veineuse de gros calibre 0,5

Glycémie capillaire 1

Température 1

ECG 1

IOT si GCS < 8 + ventilation mécanique 0,5

Après IOT : lavage gastrique et charbon activé 0,5

Correction d'une éventuelle hypoglycémie 0,5

Expansion volémique si besoin 0,5

Question n° 10

6 points

Probable intoxication aux tricycliques,	1
avec troubles de la conduction intracardiaque	1
Conduite à tenir :	
• lactate de sodium molaire (quantité suffisante pour normaliser l'ECG)	2
• si torsade de pointes : magnésium $\pm$ sonde d'entraînement électrosystolique, xylocaïne	1
• si état de choc (hypotension) : remplissage prudent + dobutamine	1

RÉFÉRENCES

Recommandations concernant les modalités de la prise en charge médicalisée préhospitalière des patients en état grave.
SFAR ? SAMU de France, 2001.

Prise en charge d'un blessé adulte présentant un traumatisme vertébromédullaire.
Conférences d'experts – SFAR, 2004.

Intoxications graves par les cardiotropes.
Conférences d'actualisation – SFAR, 2002.

OBJECTIFS PÉDAGOGIQUES

Objectif principal

N° 201 : Evaluation de la gravité et recherche des complications précoces chez un polytraumatisé.

Objectifs secondaires

N° 65 : Bases neurophysiologiques et évaluation d'une douleur aiguë et d'une douleur chronique.
N° 66 : Thérapeutiques antalgiques, médicamenteuses et non médicamenteuses.
N° 70 : Deuil normal et pathologique.
N° 177 : Prescription et surveillance des psychotropes.

DIFFICULTÉ

2 LIONS/3

Cas clinique transversal n°47

Vous êtes interne de garde aux urgences d'un hôpital de spécialité cardiologique disposant d'un plateau technique complet et vous recevez un appel téléphonique d'un médecin correspondant non spécialiste. Il vous demande un avis concernant un homme de 71 ans ayant présenté il y a 2 heures une douleur thoracique rétrosternale ne cédant pas sous trinitrine. Il s'agit d'un ancien fumeur hypertendu sans autres facteurs de risques. La pression artérielle systolique est à 190 mmHg. Un ECG a pu être réalisé en ambulatoire. Bien que de qualité médiocre, il montre une élévation diffuse du segment ST.

Questions

Question n°1 : Quel est le diagnostic le plus probable ? Sur quels arguments ? Quel schéma de prise en charge immédiate proposez-vous à votre correspondant sachant qu'un éventuel transfert peut être réalisé en moins d'une heure ? Quel type de prise en charge organisez-vous pour être prêt à recevoir le patient ?

Question n°2 : 45 minutes plus tard, vous recevez le patient. Il se dit moins algique, la tension est à 120/50 mmHg au bras droit et 90/40 mmHg au bras gauche. La reprise de l'interrogatoire note que l'apparition de la douleur a été extrêmement brutale, d'abord rétrosternale puis dorsale. La fréquence cardiaque est régulière à 120/min. Un ECG réalisé dans de bonnes conditions montre un microvoltage et un sus-décalage de ST diffus de 3 mm. La troponine est à 2 ng/mL. Quel est le diagnostic le plus probable ? Quels signes cliniques évoquent ce diagnostic en commençant par les deux plus importants ?

Question n°3 : Quel est le risque principal de cette pathologie ? Quels autres signes cliniques allez-vous rechercher à la fois pour soutenir le diagnostic et pour dépister une complication ?

Question n°4 : Que recherchez-vous sur la radiographie thoracique ? Quels sont les deux examens paracliniques les plus pertinents pour confirmer votre diagnostic et qu'en attendez-vous ? Quel bilan complémentaire indispensable est-il nécessaire ?

Question n°5 : Quelle est votre prise en charge thérapeutique (détaillez les différentes étapes) ?

Réponses

Question n° 1

20 points

Syndrome coronarien aigu avec sus-décalage du segment ST*	3
Arguments :	
• fréquence	4
• douleur thoracique, évocatrice d'une origine coronarienne, ne cédant pas à la trinitrine	2
• facteurs de risques (âge, tabac, HTA...)	1
• modification ECG bien que non spécifique	1
Prise en charge immédiate :	
• contrôle de la pression artérielle (bêtabloquants, nitrés IV...)	1
• contrôle de la douleur (antalgique...)	1
• antiplaquettaires (aspirine...)	1
• transfert médicalisé en urgence par le SAMU	1
Prise en charge à organiser :	
• équipe d'angioplastie prête en salle d'angiographie pour angioplastie primaire	4
• après réévaluation clinique	1

***** 0 à la question si autre diagnostic.***

Question n° 2

18 points

Dissection aortique aiguë*	2
de type I ou A (intéressant l'aorte ascendante)	4
Signes cliniques :	
• apparition brutale d'une douleur migratrice (en particulier secondairement dorsale) évoquant une dissection de l'aorte ascendante s'étendant progressivement en distalité vers l'aorte horizontale puis descendante**...	4
• asymétrie tensionnelle évoquant la présence d'un faux chenal avec asymétrie de perfusion des troncs de la crosse aortique**...	4
• microvoltage évoquant un épanchement péricardique**	2
• montée enzymatique non significative (argument discutable car pouvant correspondre à certaines formes d'IDM au début ; de plus, une dissection peut s'accompagner d'une extension du processus disséquant en direction des coronaires...)**	2
• patient hypertendu	

***** 0 à la question si autre diagnostic.***
******* 0 si signification du signe non précisée.***

Question n° 3

12 points

Rupture intrapéricardique en deux temps de l'**aorte ascendante***	3
Autres **signes cliniques à rechercher** :	
• souffle d'insuffisance aortique, évoquant une dissection proximale	2
• assourdissement des bruits du cœur, évoquant un épanchement péricardique	1
• pouls carotidien affaibli ou absent, évoquant une dissection des troncs cérébraux accompagnée ou non de signes neurologiques spécifiques (hémiparésie...)	1
• signes neurologiques, évoquant une dissection de l'artère d'Adamkiewicz (paraparésie...)	1

- douleurs abdominales, évoquant une ischémie mésentérique 1
- affaiblissement ou asymétrie des pouls périphériques des membres inférieurs accompagné ou non d'une ischémie des membres, évoquant une dissection iliaque 2
- anurie ou oligurie (patient sondé), évoquant une malperfusion rénale 1

*** 0 si réponse incomplète.**

Question n° 4 — 30 points

Radiographie thoracique :
- élargissement du médiastin évoquant une dilatation aortique 1
- élargissement de la silhouette cardiaque évoquant un épanchement péricardique 1
- épanchement pleural préférentiellement à droite évoquant une fissuration aortique 1
- trame pulmonaire normale éliminant une étiologie pulmonaire ou une défaillance cardiaque 1

Examens paracliniques :

- échographie transthoracique, ... 2

éventuellement complétée par une échographie transœsophagienne, ... 1

sous anesthésie afin d'éviter les à-coups tensionnels : 2
- recherche d'une insuffisance aortique 1
- flap intimal séparant vrai et faux chenal dans l'aorte thoracique 1
- épanchement péricardique plus ou moins compressif (valeur pronostique à court terme) 1
- orifice d'entrée 1
- fonction VG 1

- scanner thoracoabdominal, ... 2

avec et sans injection de produit de contraste : 3
- flap intimal séparant vrai et faux chenal visualisé sur l'ensemble de l'aorte thoracique et abdominale ainsi que sur les collatérales (TABC, carotides...) 1
- épanchement péricardique plus ou moins abondant (valeur pronostique à court terme) 1
- orifice d'entrée 1
- perfusion des artères cérébrales, abdominales (mésentériques/rénales) et périphériques 3

- Doppler rénal pour évaluer la perfusion des 2 reins 1

Bilan complémentaire :
- groupe sanguin, Rhésus, recherche d'agglutinines irrégulières 1
- hémogramme 1
- bilan de coagulation : temps de thrombine, temps de céphaline activée, INR 1
- ionogramme sanguin, urée, créatinine, glycémie 1

Question n° 5 — 20 points

Dès l'admission, avant même de démarrer le bilan complémentaire :

- repos au lit, à jeun
- sondage urinaire pour surveillance de la diurèse
- mise en place d'une ou deux voies veineuses périphériques de gros calibre, solution de glucose à 5 % ou de soluté physiologique en garde-veine
- diminution de la pression artérielle :
  - inhibiteurs calciques : nicardipine (Loxen®), en intraveineux à la seringue électrique, 50 mg dans 50 mL de soluté physiologique 3

- chlorhydrate d'esmolol (Brévibloc®), en intraveineux à la seringue électrique, 50 à 200 µg/kg/min (ampoules de 10 mL de 2,5 g à diluer dans du soluté physiologique) (en l'absence de contre-indication) 3
- dose progressive jusqu'à une pression systolique inférieure à 120 mmHg 2

- traitement de la douleur : chlorhydrate de morphine en injection sous-cutanée (ampoules de 10 mg), 1/2 ampoule à renouveler au besoin, en l'absence de contre-indication 2

Dès que le diagnostic est établi = **chirurgie en urgence** :

- remplacement de l'aorte ascendante : 3
  - par sternotomie sous circulation extracorporelle 2
  - plus ou moins étendue en fonction des données anatomiques 2
- traitement d'une éventuelle malperfusion : 3
  - approche endovasculaire après le geste chirurgical et nouvelle évaluation par scanner

OBJECTIFS PÉDAGOGIQUES

Objectif principal

N° 197 : Douleur thoracique aiguë et chronique.

DIFFICULTÉ

2 LIONS/3

Cas clinique transversal n°48

Monsieur X est un homme âgé de 30 ans, marié, exerçant la profession de magasinier. Il est amené aux urgences par les sapeurs-pompiers pour la prise en charge d'un polytraumatisme. Après avoir déclaré aux pompiers avoir été renversé par une voiture, il « avoue » au médecin que c'est son frère alcoolique qui l'a agressé à l'occasion d'une dispute portant sur une dette de jeu. Il précise que son frère lui a donné un coup de poing au visage, avant de le frapper à plusieurs reprises avec une batte de base-ball. À l'issue de sa prise en charge initiale, le médecin rédige sur un papier à en-tête du service le certificat médical suivant :

« Je soussigné Dr ..., exerçant dans le service des urgences de l'hôpital ..., certifie avoir examiné à sa demande M. X, qui a été agressé ce jour par son frère alcoolique notoire. Ce dernier lui a porté un coup de poing au niveau du visage avant de lui donner plusieurs coups de batte de base-ball. L'examen réalisé a montré que M. X présentait :

- un traumatisme crânien avec perte de connaissance ;
- au niveau de la région pariétale gauche, une plaie linéaire horizontale aux bords contus, mesurant 14 cm de long ;
- au niveau de l'angle externe de l'œil gauche, une ecchymose violacée, mesurant 1 cm de diamètre ;
- au niveau de la paupière inférieure gauche, une ecchymose ovalaire, de couleur bleu violet, mesurant 6/3 cm ;
- en arrière de l'oreille gauche, une ecchymose ovalaire, de couleur bleu violet, mesurant 12/3 cm ;
- à la face externe du tiers moyen du bras droit, une ecchymose ovalaire, de couleur violet, mesurant 7/3 cm associée ;
- une impotence fonctionnelle de l'avant-bras droit ;
- un aspect ecchymotique violacé de la face dorsale de la main gauche ;
- une impotence fonctionnelle de la main gauche ;
- un aspect ecchymotique violacé et une augmentation de volume de la région rotulienne droite ;
- une impotence fonctionnelle du genou droit.

Le bilan radiologique a objectivé une fracture non déplacée de l'extrémité inférieure du cubitus droit, une fracture de l'os pyramidal gauche et une fracture de la rotule droite. Le scanner cérébral a montré une fracture de la voûte du crâne avec une petite lame d'hématome extradural.

Signature : Dr ... »

Questions

Question n°1 : Citez les éléments qui ne sont pas conformes aux règles de rédaction des certificats médicaux dans celui rédigé à M. X ?

Question n°2 : À quelle condition la police pourra-t-elle obtenir de la part du médecin un certificat médical descriptif des lésions présentées par ce patient ? Si cette condition est remplie, le médecin peut-il opposer le secret médical à cette demande ? Citez les situations dans lesquelles le médecin peut refuser de répondre à ce type particulier de demande émanant de forces de l'ordre ou d'une autre autorité judiciaire.

Question n°3 : Dans le cadre de ces coups et blessures volontaires, citez le nom de la notion (non mentionnée dans le certificat médical) que les enquêteurs demanderont au médecin de préciser ? Donnez une estimation de sa valeur par rapport à une valeur seuil et précisez l'intérêt juridique de cet élément.

Question n°4 : Théoriquement, quel autre certificat aurait dû être établi à M. X et quels en auraient été les destinataires ?

Question n°5 : Quarante-huit heures après son admission, M. X doit subir une ostéosynthèse par cerclage de la fracture de sa rotule droite. Dans le cadre général, expliquez comment se déroule la transmission de l'information médicale au patient. Citez les éléments théoriques sur lesquels elle porte, puis trois situations constituant pour le médecin des limites à cette obligation d'information du patient.

Question n°6 : M. X rentre à son domicile 15 jours plus tard avec des ordonnances de soins infirmiers, de kinésithérapie et une prescription de médicaments. Dans quel délai et à qui doivent être adressées les informations médicales à l'issue de son hospitalisation ? Dans quel objectif ?

Question n°7 : Un mois plus tard, une femme déclarant être l'épouse de M. X se présente dans votre service en déclarant qu'elle vient chercher un duplicata du certificat médical qui avait été établi à son mari. Elle vous précise que ce dernier a égaré celui qui lui avait été remis. Quelle est votre réponse face à cette demande ? Justifiez-la.

Question n°8 : Six ans plus tard, le patient adresse un courrier au chef du service d'orthopédie où il avait été hospitalisé afin d'obtenir son dossier médical. Décrivez précisément et chronologiquement la procédure d'accès de M. X à son dossier médical hospitalier.

Réponses

Question n° 1 — 11 points

Le médecin n'a pas mentionné :

- la date de réalisation de l'examen ... 2
- la date de naissance de la victime ... 2
- l'adresse de la victime ... 1
- la date de rédaction du certificat ... 2
- une formule de conclusion précisant que « le certificat a été rédigé à la demande de l'intéressé et remis en mains propres pour faire valoir ce que de droit » ... 2

Le médecin a repris à son compte les déclarations de la victime ... 2

Question n° 2 — 15 points

La remise d'une **réquisition judiciaire** au médecin ... 4

Non, le médecin **ne peut pas opposer le secret médical** à cette demande ... 3

Situations dans lesquelles le médecin peut refuser de répondre à une réquisition judiciaire :

- l'obligation de donner des soins au même moment ... 2
- l'incapacité physique de se déplacer ... 2
- l'incompétence technique ... 2
- si la personne à examiner est un parent ou un allié ... 2

Pour la dernière situation, la jurisprudence précise que les actes purement techniques (prise de sang) ne constituent pas une dérogation à l'obligation légale du médecin de répondre à une réquisition judiciaire.

Question n° 3 — 11 points

ITT ou incapacité temporaire totale de travail : ... 4

strictement **supérieure à 8 jours** ... 2

La durée de l'ITT conditionne la juridiction devant laquelle l'auteur des faits peut être traduit, ... 3

et donc l'importance des peines encourues ... 2

L'ITT ne s'impose pas au magistrat bien qu'il la suive la plupart du temps.

Question n° 4 — 6 points

Certificat d'arrêt de travail, destiné à : ... 2

- la caisse primaire d'Assurance maladie ... 2
- l'employeur ... 2

Question n° 5 — 31 points

L'**information** est transmise oralement,	4
lors d'un entretien individuel	4
Elle porte sur :	
• les investigations	2
• les traitements	2
• les actions de prévention	1
Elle précise :	
• leur utilité	2
• leur urgence éventuelle	2
• leurs conséquences	2
• les risques fréquents ou graves normalement prévisibles qu'ils comportent	2
• les alternatives possibles et leurs conséquences prévisibles en cas de refus	2
Limites à cette obligation :	
• le refus du patient d'être informé	2
• les situations où la révélation aurait un effet désastreux sur le patient,	2
• sauf dans les cas où cela exposerait des tiers à un risque de contamination	2
• l'urgence	2

Question n° 6 — 6 points

Au **médecin désigné par le patient**	2
Dans un **délai de 8 jours**	2
Pour assurer la continuité des soins	2

Question n° 7 — 5 points

La réponse est négative	3
Il est **interdit de communiquer des informations médicales** concernant un patient **à un tiers** sous peine de voir sa responsabilité pénale, civile, ou disciplinaire engagée	2

Question n° 8 — 17 points

L'**accès au dossier médical** est un droit du patient	3
Cette demande doit être satisfaite dans les 2 mois	2
Après qu'il ait eu un délai de réflexion de 48 heures	2
Deux possibilités d'accès à son dossier :	
- la consultation sur place après avoir été informé :	2
• du nom du médecin qui lui communiquera les informations	1
• de la possibilité de se faire représenter par un médecin	1
• ou de se faire accompagner par une personne de son choix	1
- l'envoi de copies :	2
• automatique s'il n'a pas exprimé son choix dans le délai imparti	1
Il sera également informé que toute copie de pièces de son dossier sera à sa charge	2

RÉFÉRENCES

La responsabilité du médecin.
Penneau J. 3e édition. Paris : Dalloz, 2004 : 150 p.
http://www.smlc.asso.fr/smlc/enseignement/pdf/responsabilite.pdf

OBJECTIFS PÉDAGOGIQUES

Objectif principal
N°8 : Certificats médicaux. Décès et législation. Prélèvements d'organes et législation.
Objectif secondaire
N°6 : Le dossier médical. L'information du malade. Le secret médical.

DIFFICULTÉ

2 LIONS/3

Cas clinique transversal n°49

Madame Virginie C., née en 1972, vous est adressée pour avis car elle a présenté trois fausses couches spontanées et une phlébite poplitée fémorale droite de survenue spontanée il y a 3 mois. Hormis ce problème de phlébite, la patiente n'a aucun problème de santé, aucun traitement habituel, sauf sa pilule contraceptive (Adépal®), qu'elle prend depuis plusieurs années. À l'interrogatoire, vous apprenez qu'une tante paternelle a des antécédents de paraphlébites récidivantes et que son père a eu une embolie pulmonaire à l'âge de 42 ans au retour du Brésil. Son traitement actuel comporte : Sintrom®, 1 cp/j et Adépal®, 1 cp/j.

Questions

Question n°1 : Quel est votre premier geste devant cette situation clinique ?

Question n°2 : Quel diagnostic évoquez-vous ?

Question n°3 : Quels sont les examens biologiques demandés ? Justifiez votre réponse.

Question n°4 : Les résultats montrent un INR à 2,6, un TCA à 66 s, un fibrinogène à 3 g/L. Qu'est-ce que vous suspectez ? Quels tests complémentaires faut-il demander pour confirmer ce diagnostic ?

Question n°5 : Virginie ne souhaite pas de grossesse pour l'instant. Quels sont les moyens contraceptifs que l'on peut proposer à cette jeune femme qui n'a pas d'enfant ?

Question n°6 : Le bilan de confirmation montre la présence d'un anticoagulant circulant de type lupique associé à des anticorps anti-bêta-2 GPI titrés à 76 UI. Quelle est la conduite à tenir ?

Question n°7 : Si la patiente avait la mutation Leiden du gène du FV à l'état hétérozygote au lieu de la maladie actuelle, quelle serait votre attitude thérapeutique au long cours ?

Réponses

Question n° 1 — 4 points

Arrêter l'œstroprogestatif (Adépal®)	4

Question n° 2 — 10 points

Thrombophilie	10

Question n° 3 — 20 points

Dosage d'antithrombine (AT)	4
Recherche de la mutation du facteur V Leiden	4
Recherche de la mutation du facteur II G20210A	4
Dosage du facteur VIII	1
Homocystéine	1
Recherche d'anticorps antiphospholipides	4
Le traitement AVK interfère sur certains tests : les dosages de protéine C, protéine S, résistance à la protéine C activée et la recherche d'anticoagulant circulant de type lupique seront réalisés plus tard, 1 mois après l'arrêt du traitement anticoagulant	2

Question n° 4 — 16 points

Syndrome des antiphospholipides :	10
• recherche d'anticoagulant circulant	2
• recherche d'anticorps anti-cardiolipine	2
• recherche d'anticorps anti-bêta-2 GPI	2

Question n° 5 — 10 points

Progestatif minidosé par voie orale, ou implant sous-cutané, ou anneau vaginal libérant des progestatifs	8
Contraception mécanique	2

Question n° 6 — 20 points

Traitement AVK au long cours devant antécédent de TVP proximale spontanée, associé au syndrome des antiphospholipides biologique	15
Bilan immunologique à la recherche d'une maladie de système	5

Question n° 7 — 20 points

La mutation Leiden **hétérozygote n'est pas un facteur de risque de récidive** et ne justifie pas un traitement anticoagulant au long cours	20

OBJECTIFS PÉDAGOGIQUES

Objectif principal
N° 135 : Thrombose veineuse profonde et embolie pulmonaire.
Objectifs secondaires
N° 117 : Lupus érythémateux disséminé. Syndrome des antiphospholipides.

DIFFICULTÉ

2 LIONS/3

Cas clinique transversal n°50

Vous êtes appelé(e) par un service de cancérologie au sujet d'un homme de 66 ans, 51 kg, atteint d'une maladie de Waldenström avec localisation cérébrale, ayant bénéficié d'une 3e cure de chimiothérapie RMBVP (associant méthotrexate, VP16, BCNU, corticoïdes) 6 jours avant votre appel.

Le patient est dyspnéique, la fréquence respiratoire est à 30 par minute, la SpO_2 est à 80 % en air ambiant. À l'auscultation pulmonaire, vous percevez des sibilants.

La pression artérielle est à 80/50 mmHg, le pouls est irrégulier à 136 bpm.

Le patient est somnolent, coté Glasgow 11.

La température est à 38,8 °C.

Questions

Question n°1 : Quel diagnostic évoquez-vous ? Justifiez.

Question n°2 : Quelle est votre prise en charge thérapeutique, et quels examens prescrivez-vous ?

Question n°3 : Interprétez la radiographie de thorax *(figure 1)*.

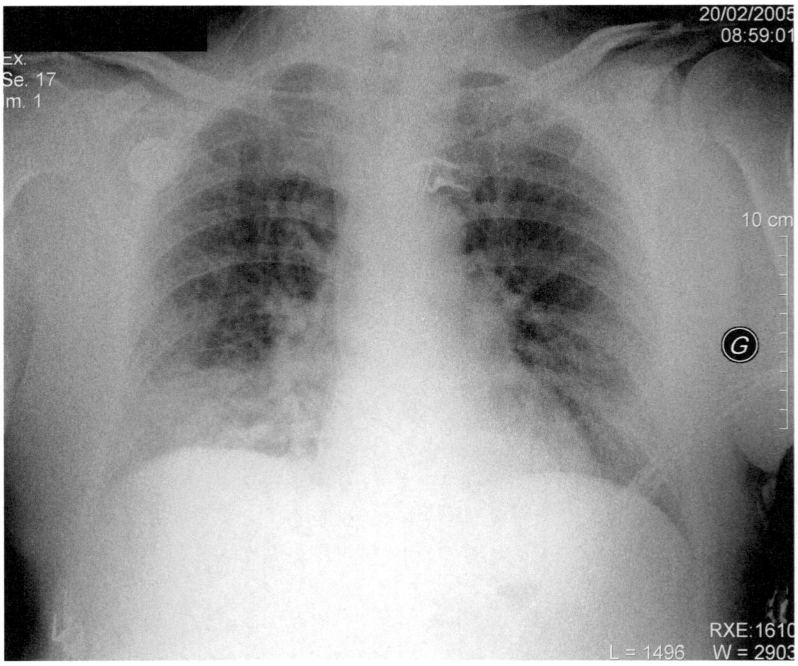

Figure 1.

Question n°4 : Après son admission en service de soins intensifs, le patient devient instable sur le plan hémodynamique. La pression artérielle est à 65/32 mmHg malgré 2 litres de cristalloïdes. Quel traitement vasopresseur allez-vous utiliser en première intention ? Précisez ses effets hémodynamiques.

Question n°5 : Quels sont les effets secondaires et les risques liés à la chimiothérapie par méthotrexate ?

Question n°6 : 25 jours après la cure de chimiothérapie, la leucocytose est à 0,7 G/L. Quel(s) diagnostic(s) devez-vous évoquer ? Quel examen réalisez-vous pour vous aider dans votre démarche ? Donnez-en, selon l'étiologie, le résultat attendu.

Réponses

Question n°1	20 points
Probable **sepsis sévère**	5
Chez un patient **aplasique**	5
À point de départ **pulmonaire**	5
Arguments :	
- patient probablement neutroleucopénique, dans les suites d'une chimiothérapie	1
- sepsis devant : hypotension, hyperthermie, aplasie	1
- point de départ pulmonaire :	
• argument de fréquence	1
• dyspnée, polypnée	1
• hypoxie	1

0 à la question si choc septique ou sepsis simple à la place de sepsis sévère.

ON RAPPELLE LES DÉFINITIONS :

SRIS : syndrome de réponse inflammatoire systémique.
Au moins deux des signes suivants :
- température > 38 °C ou < 36 °C
- fréquence cardiaque > 90 bpm
- fréquence respiratoire > 20 par minute, ou $PaCO_2$ < 32 mmHg en air
- leucocytose > 12 G/L ou < 4 G/L ou > 10 % de cellules immatures

Sepsis : SRIS et infection définie.
Sepsis sévère : sepsis et dysfonction d'au moins un organe.
Choc septique : sepsis sévère et hypotension persistante malgré un remplissage vasculaire adéquat, et/ou nécessité de drogues vasoactives ou inotropes.

Question n°2	20 points
Urgence vitale	0,5
Pose de deux **voies veineuses** périphériques de bon calibre, voire d'une voie veineuse centrale	0,5
Monitorage continu de l'ECG, de la fréquence cardiaque, de la pression artérielle non invasive, de la SpO_2	0,5
Oxygénothérapie par **masque à haute concentration**	1
Expansion volémique par cristalloïdes, en surveillant la tolérance au remplissage vasculaire	1
Aérosols de β2-mimétiques et anticholinergiques :	0,5
par exemple, terbutaline (Bricanyl®) + ipratropium (Atrovent®)	0,5
Bilan biologique en urgence :	
• numération-formule sanguine, plaquettes, bilan de coagulation	0,5
• ionogramme sanguin, avec urée, créatinine, phosphore, calcium, magnésium	0,5
• bilan hépatique	0,5
• lactatémie	0,5
• hémocultures répétées	1
• examen cytobactériologique des urines	1
• examen cytobactériologique des crachats	1
• sérologies *Candida*, aspergillaire, CMV	1
• PCR CMV	1

Radiographie de thorax de face	1
Électrocardiogramme	0,5
Réalisation d'une fibroscopie bronchique avec **lavage bronchoalvéolaire** pour étude microbiologique (examen direct, culture bactériologique, examen parasitologique)	2
Antibiothérapie probabiliste en urgence, après les prélèvements microbiologiques, à large spectre, triple, bactéricide, synergique, à fortes doses, par voie intraveineuse, en l'absence de contre-indications :	1,5
par exemple, pipéracilline et tazobactam + vancomycine + amikacine	0,5
Antifongique (ex : fluconazole)	1
Hospitalisation en service spécialisé, avec chambre d'isolement protecteur	0,5
Surveillance de l'efficacité et de la tolérance du traitement	0,5
Selon l'évolution de la fonction respiratoire, assistance respiratoire par ventilation non invasive, voire intubation orotrachéale et ventilation mécanique	1

Question n°3

10 points

Radiographie thoracique de face	0,5
En inspiration	0,5
Pneumopathie du lobe inférieur droit :	2,5
• opacité systématisée du lobe inférieur droit	0,5
Opacité basale gauche mal systématisée	2
Chambre implantable :	1,5
• boîtier en position prépectorale droite	0,5
• cathéter au niveau de la veine jugulaire interne droite	0,5
Voie veineuse centrale dans la veine jugulaire interne gauche	1,5

Question n°4

15 points

Choc septique	1
Car sepsis sévère avec hypotension réfractaire au remplissage	0,5
Utilisation d'amines vasopressives	
En première intention	
Noradrénaline	4
Par voie veineuse centrale en continu	1
Pour un objectif de pression artérielle moyenne supérieure ou égale à 70 mmHg	0,5
Les effets de la noradrénaline sont :	
• effet α et $\beta 1$	1
• effet inotrope positif modéré	1
• effet chronotrope positif : augmentation de la fréquence cardiaque	1
• effet bathmotrope positif	1
• augmentation importante de la pression artérielle	1,5
• par augmentation importante des résistances vasculaires systémiques	1,5
• pas d'effet sur la pression capillaire pulmonaire	1

Question n°5 — 15 points

Méthotrexate = antimétabolique, antifolique :	1
• effets rénaux : tubulopathie, insuffisance rénale	1,5
• toxicité hépatique : cytolyse hépatique, possible fibrose hépatique, voire cirrhose	1,5
• toxicité muqueuse : mucite, stomatite, ulcérations buccales ou gastro-intestinales, diarrhées	1,5
• nausées, vomissements	0,5
• toxicité hématologique dose-dépendante et non cumulative avec nadir à J7-J10 : leucopénie, thrombopénie, voire pancytopénie	1
• effets secondaires pulmonaires	1
• toxicité neurologique	1
• possible allergie : pneumopathie interstitielle aiguë allergique	1
• alopécie	0,5
• hyperthermie	0,5
• effets dermatologiques : photosensibilisation, éruptions cutanées, desquamation palmoplantaire	2
• cystite	0,5
• conjonctivite	0,5
• aménorrhée, azoospermie	1

Question n°6 — 20 points

Patient toujours en aplasie à J25 de la chimiothérapie.	
La leucopénie liée au méthotrexate est en général réversible entre J14 et J21	1
Devant une aplasie persistante chez ce patient, on évoque :	
• un retard de sortie d'aplasie	2
• un envahissement médullaire lymphoplasmocytaire en rapport avec la maladie de Waldentröm	2
• une myélodysplasie secondaire à la chimiothérapie	2
• une aplasie médullaire secondaire à un autre agent toxique (antibiotiques)	1,5
• une infection virale	1,5
On réalise dans un premier temps un myélogramme :	4
• moelle riche avec envahissement lymphoplasmocytaire	3
• moelle pauvre en cas de retard de sortie d'aplasie ou d'aplasie toxique	3

RÉFÉRENCES

Prise en charge initiale du sepsis sévère chez l'adulte et l'enfant.
Martin C, Brun-Buisson C. Ann Fr Anesth Reanim 2007 ; 26 : 53-73.

OBJECTIFS PÉDAGOGIQUES

Objectif principal :
N° 81 : Fièvre aiguë chez un malade immunodéprimé.

Objectifs secondaires :
N° 200 : État de choc.
N° 141 : Traitement des cancers.

DIFFICULTÉ

3 LIONS/3

Cas clinique transversal n°51

M. P., 41 ans, chef d'entreprise, est adressé par le service sanitaire des aéroports en urgence dans votre service. Il revient de 21 jours de voyage en Centrafrique. Il a toujours suivi une prophylaxie par atovaquone/proguanil. Ses vaccinations sont à jour. Son épouse vous raconte que son voyage s'est très bien déroulé jusqu'à 2-3 jours avant le retour. Progressivement, M. P. s'est plaint de douleurs diffuses avec une fièvre modérée à 38-38,5 °C. Il a présenté des sensations auditives bizarres. Il a été confus durant le vol. Son épouse n'a pu le réveiller que très difficilement à l'arrivée, et a prévenu l'équipage qui a contacté le SAMU.

M. P. est somnolent. Il ouvre spontanément les yeux. Il présente une jargon-aphasie et ne semble pas s'en rendre compte. Il n'y a pas de signe de focalisation moteur ou sensitif. Les réflexes ostéotendineux sont vifs et symétriques. Il existe une raideur de nuque, discrète mais indiscutable. La température est à 38,9 °C. L'hémodynamique est normale, de même que la saturation en O_2.

Questions

Question n°1 : Quel est votre diagnostic syndromique ?

Question n°2 : Le frottis sanguin à la recherche de paludisme est négatif. La ponction lombaire réalisée à l'entrée retrouve une protéinorachie à 0,97 g/L. La glycorachie est à 2,8 mmol/L (glycémie à 5,5 mmol/L). La numération globulaire dans le liquide céphalorachidien trouve des leucocytes à 280 méga/L, dont 270 méga/L de lymphocytes. Vous réalisez une IRM cérébrale *(figure 1)*. Interprétez l'imagerie.

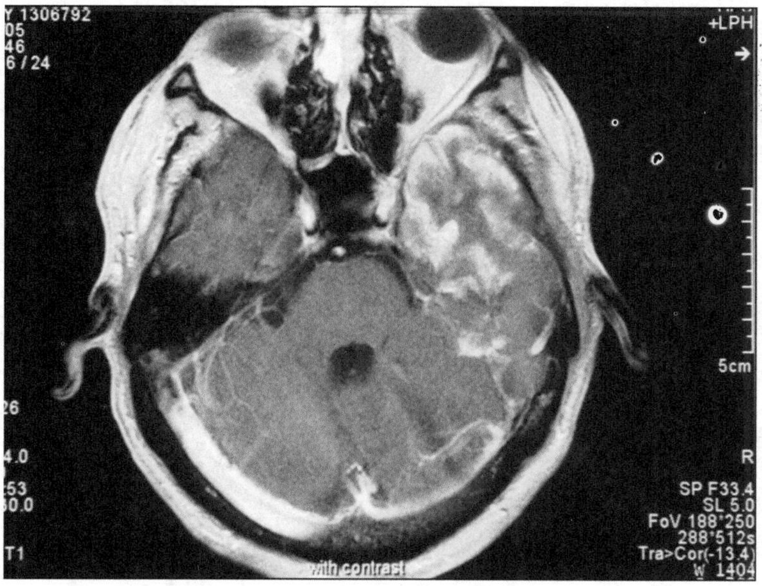

Figure 1.

Question n°3 : Quel diagnostic retenez-vous ? Comment pouvez-vous le prouvez ?

Question n°4 : Quel autre examen pouvez-vous réaliser ? Qu'en attendez-vous ?

Question n°5 : Quel traitement spécifique instituez-vous ?

Question n°6 : Quel traitement non spécifique instituez-vous en urgence ?

Question n°7 : Le patient devient apyrétique en 3 jours sous votre traitement. La raideur méningée disparaît de même que la confusion. En revanche, le trouble de la parole persiste et le patient s'angoisse fortement. Quel pronostic global de cette infection devez-vous annoncer dès la prise en charge à la famille ? Quel est le facteur pronostique déterminant ?

Question n°8 : Quelles mesures organisez-vous pour l'avenir du patient ?

Réponses

Question n°1

10 points

Méningo-encéphalite aiguë infectieuse, car le tableau associe :	2,5
• un syndrome infectieux	2,5
• un syndrome méningé	2,5
• une atteinte encéphalique avec une désorientation temporospatiale, une confusion, des signes d'atteinte temporopariétale (hallucinations auditives et aphasie de type transmission ou Wernicke)	2,5

Question n°2

10 points

Coupe passant au niveau des lobes temporaux	2,5
Séquence T1 plus injection de gadolinium (LCR noir)	2,5
Prise de contraste majeure de l'hémisphère temporal gauche et sans atteinte nette controlatérale	2,5
Réaction inflammatoire temporale gauche sans nécrose, hémorragie ou engagement significatif	2,5

Question n°3

15 points

Méningo-encéphalite aiguë **herpétique** :	2,5
• infection invasive cérébrale directe à *Herpes simplex virus* de type 1 (beaucoup plus fréquent que le type 2)	2,5
• tableau de méningo-encéphalite aiguë cliniquement typique, associant une atteinte méningée, encéphalique, dans un contexte fébrile	2,5
• la PL retrouve une méningite lymphocytaire non hypoglycorachique en faveur d'une méningite virale. La protéinorachie est < 1 g/L, ce qui est classique dans ce contexte	2,5
• l'IRM est typique, avec une **atteinte temporale inflammatoire**	2,5
• la preuve est apportée par la positivité de la **PCR** effectuée dans le LCR pour le virus HSV. Celui-ci pourra être secondairement différencié en HSV1 et 2	2,5
• l'étude de l'interféron alpha et le titrage des anticorps intrathécaux par rapport aux anticorps sériques ne s'effectuent plus en pratique courante	

Question n°4

10 points

Électroencéphalogramme (EEG) :	5
• confirme une **atteinte temporale précoce** avec un tracé typique de ce type d'encéphalite :	2,5
rythmicité pseudopériodique et ondes lentes de courtes périodicités (2 à 3 s)	1,25
• recherche également des épisodes de bouffées de pointes-ondes en faveur d'une épilepsie lésionnelle surajoutée	1,25

Question n°5

15 points

Traitement antiviral en extrême urgence sans attendre la confirmation diagnostique :	5
• **aciclovir** (Zovirax®) IV à forte dose (15 mg/kg/8 h, pendant 21 jours chez l'adulte)	5
• adaptation à la fonction rénale, hydratation, surveillance de la créatininémie	2,5
• durée de 15 à 21 jours	2,5

Question n°6

20 points

Hospitalisation en urgence en soins intensifs infectieux car pronostic vital et fonctionnel en jeu à court terme	5
À jeun strict, repos au lit, tête légèrement surélevée, contention veineuse prophylactique (bas de contention ou pression mécanique automatique)	1,25
Voies veineuses périphériques, sonde nasogastrique si test de déglutition négatif, Pénilex pour surveillance de la diurèse ou sonde à demeure	1,25
Réhydratation IV adaptée aux pertes sans surcharge hydrosodée afin d'éviter l'aggravation d'un œdème cérébral	1,25
Traitement **antiépileptique** d'action rapide de type benzodiazépine (Urbanyl® : clobazam)	1,25
Pas de prévention médicamenteuse de la maladie thromboembolique du fait du risque hémorragique cérébral. À réévaluer en fonction de l'évolution de l'imagerie	1,25
Poursuite de la prophylaxie pour le paludisme par atovaquone/proguanil pendant 7 jours après la date du retour	2,5
Surveillance pluriquotidienne clinique et paraclinique	5
Surveillance EEG et par IRM en fonction de l'évolution du tableau	1,25

Question n°7

10 points

Infection sévère	2
Le facteur de mauvais pronostic majeur est le retard de mise en route du traitement spécifique par aciclovir :	2
• **sans traitement spécifique** ou après une mise en route trop tardive, la mortalité peut atteindre 60 à 80 % des cas. Chez les survivants, moins de 5 % ont une vie normale. Les autres ont des séquelles neurologiques souvent invalidantes	2
• **sous traitement**, la mortalité baisse aux alentours de 10-15 %, il n'y a aucune séquelle dans 50 % des cas, séquelles variables dans les autres cas	2
• dans cette situation, le pronostic du trouble phasique est très préoccupant et il faut annoncer dès la prise en charge qu'il est impossible d'être certain qu'il y aura une récupération, que les séquelles sont fréquentes et qu'une rééducation longue sera nécessaire	2

Question n°8

10 points

Soutien psychologique et prise en charge psychiatrique avec une anxiolyse. Évaluation des troubles anxieux et travail sur l'amnésie antérograde liée à la phase aiguë d'encéphalite. Essayer de faire adhérer aux soins au maximum le patient, si nécessaire grâce à des traitements psychotropes adaptés	2
Mise en place d'une rééducation active par orthophonie en centre spécialisé, avec un suivi régulier (HDJ), adaptée au progrès et à la situation psychologique du patient	2
Adaptation de son environnement familial et professionnel avec l'aide du médecin conseil de la médecine du travail	2
Évaluation du handicap, mise en place d'une COTOREP et d'une prise en charge à 100 % pour les affections de longue durée (liste des ALD 30)	2
Mesures de protection sociale à évaluer en fonction des séquelles	2

RÉFÉRENCES

Méningites.
In : Pilly E. Maladies infectieuses et tropicales. Paris : CMIT, 2006 : chapitre 38.

Infections à *Herpes simplex virus*.
In : Pilly E. Maladies infectieuses et tropicales. Paris : CMIT, 2006 : chapitre 87.2.

Antiviraux anti-*Herpes viridae* (hors anti-CMV).
In : Pilly E. Maladies infectieuses et tropicales. Paris : CMIT, 2006 : chapitre 6.2.

OBJECTIFS PÉDAGOGIQUES

Objectif principal
N° 96 : Méningites infectieuses et méningo-encéphalites chez l'enfant et chez l'adulte.

Objectif secondaire
N° 49 : Évaluation clinique et fonctionnelle d'un handicap moteur, cognitif ou sensoriel.

DIFFICULTÉ

2 LIONS/3

Cas clinique transversal n°52

Mme P., 48 ans, consulte pour la première fois pour faire remplir son protocole de choix de médecin traitant. Elle est nouvelle arrivante dans votre ville, à la suite d'une mutation professionnelle. Elle dit ne pas avoir consulté de médecin depuis 2 ans. Elle ne fournit pas de dossier médical. Elle n'est jamais malade et a eu un bilan biologique normal 2 ans auparavant.

L'entretien vous permet de recueillir les éléments suivants : elle a eu 3 enfants, elle est divorcée depuis 5 ans, et a repris alors un travail d'employée municipale. Son dernier frottis remonte à la naissance de son fils de 18 ans. Elle est encore réglée bien régulièrement et sans problème. Elle a eu quelques aventures sexuelles mais vit seule. Elle ne fume pas. Elle passe habituellement ses vacances dans un camping du sud de la France. Elle vous dit qu'elle aime le soleil, mais que le soleil ne l'aime pas ! Au cours de l'entretien, elle vous apprend que sa sœur de 52 ans, ménopausée depuis 2 ans, vient d'être opérée d'un cancer du sein. Sa grand-mère avait eu un cancer du côlon dont elle est décédée à 85 ans. Elle dit aussi qu'elle a très peur du cancer, depuis que sa sœur est malade. Elle aimerait faire une mammographie ainsi qu'une coloscopie.

L'examen clinique est sans grande particularité. La tension artérielle est normale. Elle fait toujours le même poids, 55 kg, pour une taille de 163 cm. Elle a un phototype clair avec des cheveux roux. Elle montre un « grain de beauté » qu'elle présente sur l'abdomen depuis très longtemps. Il n'a pas grossi mais son précédent médecin lui avait dit de le surveiller. Elle présente en effet une macule pigmentée sur la paroi abdominale *(figure 1)*. L'examen du tronc met également en évidence de multiples naevi de l'abdomen, du thorax et du dos *(figures 2 et 3)*.

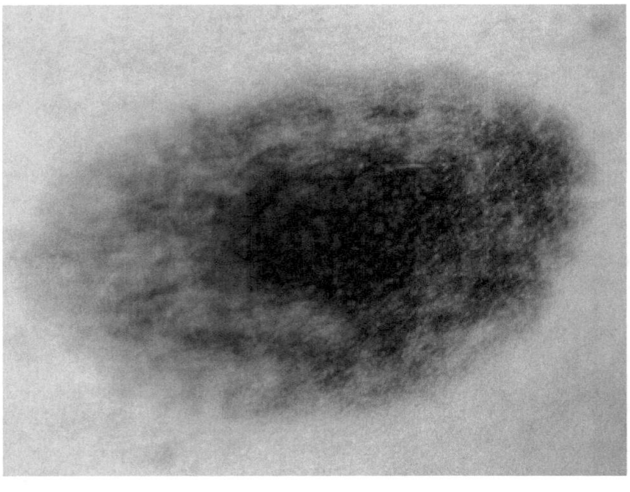

Figure 1.

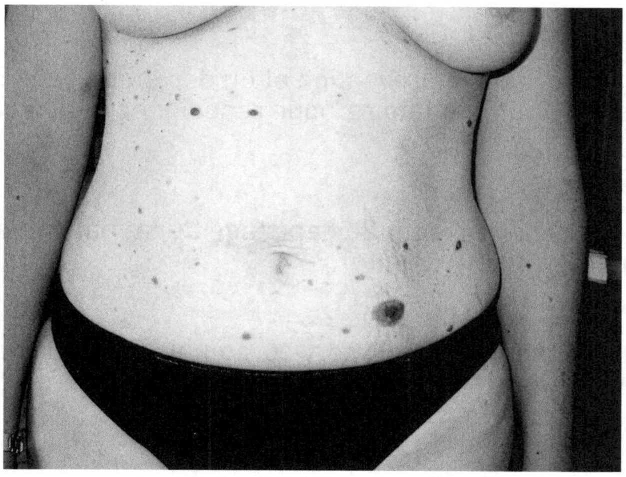

Figure 2.

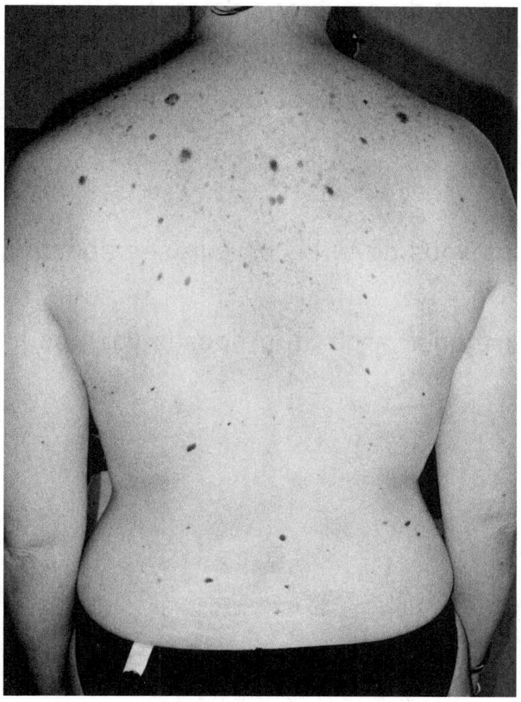

Figure 3.

Questions

Question n°1 : Dans le cadre de la prévention et du dépistage de la maladie cancéreuse, que recherchez-vous par l'interrogatoire pour renseigner le dossier médical que vous créez ?

Question n°2 : Toujours dans l'objectif de dépistage de la maladie cancéreuse, précisez ce que recherche votre examen clinique.

Question n°3 : Vous réalisez le frottis cervicovaginal. Pendant l'examen, la patiente, inquiète, vous demande si elle a des risques de cancer du col de l'utérus. Que lui répondez-vous ?

Question n°4 : Mme P. a deux filles, de 19 et 21 ans. Elle vous demande si elles sont aussi astreintes à la réalisation de ce frottis. Que lui répondez-vous ? Précisez les recommandations du dépistage systématique. Quel autre conseil est-il possible de proposer à destination de ces jeunes femmes ?

Question n°5 : Dans le cadre du dépistage du cancer du sein, que proposez-vous à cette patiente ? Peut-elle bénéficier du dépistage de masse ? Argumentez.

Question n°6 : Citez les facteurs de risque du cancer colorectal ? Expliquez les modalités du dépistage en fonction de ces facteurs de risque et déduisez-en la conduite à tenir pour cette patiente.

Question n°7 : Que pensez-vous de la lésion cutanée abdominale ?

Question n°8 : Quelle prise en charge lui proposez-vous pour cette lésion cutanée ?

Réponses

Question n° 1 — 16 points

Antécédents familiaux au premier degré :	1
• de cancer du sein	1
• et/ou de l'ovaire	1
• de cancer du côlon	1
• de mélanome	1
Antécédents personnels gynécologiques :	
• parité	1
• gestité	0,5
• IST	1
• âge des premiers rapports	1
• stabilité de la vie sexuelle, si l'entretien le permet	1
• date du dernier frottis	1
• et résultats des précédents	
Antécédents personnels de maladie inflammatoire colique	1
Phototype et habitudes d'exposition au soleil, volontaire et subie, selon la profession par exemple	1
Habitudes toxiques :	
• consommation de tabac	1
• d'alcool	1
• et de cannabis éventuellement	0,5
Présence de risques d'exposition professionnelle :	1
• amiante, solvants, insecticides, poussières, rayons X...	

Question n° 2 — 11 points

Inspection de la peau,	1
et en particulier des zones d'exposition solaire	
Recherche de lésions :	
• dyskératosiques	1
• ou pigmentaires	1
Inspection et palpation :	1
• des seins	1
• des aires ganglionnaires	1
• de la thyroïde	1
• de l'abdomen	1
Mise en place d'un spéculum vaginal et réalisation d'un frottis cervicovaginal de dépistage	3

Question n° 3 — 12 points

De façon générale, le facteur de risque principal est **l'infection par un papillomavirus**	2
et le frottis est la méthode de référence de dépistage du cancer du col de l'utérus	
L'absence de frottis de dépistage est donc un risque important pour une femme	3
Les autres facteurs de risque sont :	
• la précocité des premiers rapports sexuels	1
• le nombre de partenaires	1
• les antécédents d'infection sexuellement transmissible	1
• l'immunodépression (en particulier induite par le VIH)	1
• le tabagisme	1

Pour cette patiente, le principal facteur de risque est donc **l'ancienneté de son dernier frottis**	2
La précocité des premiers rapports et le nombre de partenaires seront à faire préciser mais ces éléments ne changeront rien à la prise en charge	

Question n° 4 — 13 points

Oui, il leur est conseillé de faire réaliser un frottis si elles ont débuté leur vie sexuelle	2
Le frottis doit être réalisé :	
• chez toutes les femmes	2
• pendant la vie sexuelle active	1
• de 20 à 65 ans	1
Le début peut être avancé en fonction de l'activité sexuelle et la limite pourrait reculer en fonction du résultat des études en cours	
Le rythme des frottis est codifié :	
• après le premier frottis, un deuxième est réalisé après un an	1
• en cas de normalité, un frottis doit être ensuite réalisé tous les 3 ans	1
Le bénéfice des frottis plus rapprochés est très limité, sauf chez les femmes à risque (IST multiples, immunodépression),	1
et entraîne le traitement inutile de lésions spontanément régressives	
Un vaccin antipapillomavirus est proposé depuis peu en prévention du cancer du col de l'utérus	1
Dans son AMM, il est conseillé de le réaliser chez les adolescentes de 14 ans	1
mais aussi chez les jeunes filles et jeunes femmes âgées de 15 à 23 ans qui n'auraient pas eu de rapports sexuels, ou au plus tard dans l'année suivant le début de leur vie sexuelle	2

Question n° 5 — 11 points

La mammographie	1
est la méthode de référence du dépistage du cancer du sein	2
Il n'y a actuellement aucune preuve de l'efficacité du dépistage fondé sur l'autoexamen ou l'examen clinique des seins*	
Un dépistage de masse est actuellement organisé en France :	1
• il concerne les femmes de 50 à 74 ans	1
• au rythme d'une mammographie tous les 2 ans	1
À l'heure actuelle, le dépistage de masse n'est pas recommandé après 75 ans	
Dans le cas de notre patiente, l'antécédent du premier degré peut lui faire proposer d'entrer dans un dépistage individuel avec la réalisation d'une mammographie,	1
mais seuls 5 % des cancers du sein ont une origine héréditaire par mutation génique	
Pour ces patientes à haut risque, le dépistage individuel est codifié :	1
• une mammographie annuelle	1
• associée à une échographie mammaire si les seins sont denses	1
• à partir de 30 ans	1

– 2 points si cités comme méthodes validées.

Question n° 6 — 18 points

La connaissance des facteurs de risques de cancer colique permet de proposer aux patients un dépistage **individuel** ou **de masse**, en fonction du niveau de risque*	3
Les sujets à risque très élevé ou élevé ne sont pas concernés par le dépistage de masse et relèvent d'un dépistage individuel**	2
Risque très élevé :	
• patient ayant une polypose adénomateuse familiale (PAF)	1
• patient ayant un cancer du côlon non polyposique héréditaire (HNPCC)	1

Le suivi est spécialisé avec consultation d'oncogénétique, rectosigmoïdoscopies et coloscopies régulières, le médecin traitant devant veiller à la réalisation régulière de cette surveillance

Risque élevé :
- patient ayant un parent au premier degré atteint d'un cancer colorectal avant l'âge de 65 ans 1
- patient ayant deux parents ou plus atteints de cancer colorectal 1
- patient atteint d'une maladie inflammatoire du côlon : rectocolite hémorragique ou maladie de Crohn 1
- patient ayant des antécédents personnels de cancer colorectal 1

Si risque familial : coloscopie de dépistage à partir de 45 ans, ou 5 ans avant l'âge du sujet index lors du diagnostic de son cancer 1

Si risque personnel : coloscopie à 3 ans si adénome villeux, coloscopie après 15 à 20 ans d'évolution si pancolite 1

Les sujets à risque moyen sont ceux âgés de plus de 50 ans 1

avec absence d'antécédents familiaux ou personnels

Ils sont concernés par le dépistage de masse : **recherche de sang occulte dans les selles** (ou Hémoccult®), ... 1

dans le cadre de campagnes de dépistage de masse qui sont actuellement généralisées en France

Le test Hémoccult® est utilisé : la population cible est repérée par le médecin généraliste, le test est expliqué et remis au patient par le médecin, la lecture du test est centralisée dans un laboratoire. Ce test possède une sensibilité de 50 % mais une spécificité de 98 % avec une valeur prédictive positive élevée

Il n'y a pas de dépistage individuel par cette méthode, la demande individuelle doit être appréciée dans le cadre de la relation médecin-patient, en fonction des facteurs de risque

Dans le cas de notre patiente, celle-ci peut être rassurée 1

Elle peut être incluse dans un groupe à risque moyen 1

et pourra bénéficier d'une stratégie de dépistage de masse par recherche de sang occulte dans les selles à partir de 50 ans 1

**** 3 points si bonne définition du dépistage de masse ou individuel selon le risque.***
***** 2 points si bonne classification du risque.***

Question n° 7 — 12 points

Il s'agit d'une **lésion mélanique** 1

qui, si on lui applique les **critères ABCDE** utilisés pour le diagnostic du **mélanome**, .. 1

possède les critères suivants :
- A comme Asymétrique : ce n'est pas le cas, elle est ovalaire 1
- B comme Bordure : ses bords sont un peu dentelés donc irréguliers 1
- C comme Couleur : la pigmentation n'est pas uniforme, le centre est plus foncé 1
- D comme Dimension : le diamètre de la lésion est supérieur à 6 mm 1
- E comme Evolution : la lésion n'a pas évolué d'après la patiente mais nous n'avons pas d'élément pour le juger objectivement 1

Cette lésion a donc des caractères suspects 1

qui la font classer dans les naevi atypiques 1

Le phototype clair, l'existence de nombreuses autres lésions mélaniques, dont certaines sont également atypiques, classent cette patiente dans les sujets à risque de mélanome* 3

**** 1 point si patiente classée à risque, 3 points si argumentation complète.***

Question n° 8 — 7 points

Cette patiente présente une lésion suspecte dans le cadre d'un **syndrome des naevi atypiques** qui nécessite un **avis spécialisé** 1

Le **dermatologue** pourra pratiquer une **dermatoscopie**, ... 1

s'il maîtrise de cette technique, pour apporter d'autres critères d'aide au diagnostic, ou fera une **biopsie-exérèse** d'emblée 2

Dans tous les cas, cette patiente devra **bénéficier d'un suivi** 3

attentif et régulier car le nombre important de naevi ne permet pas d'envisager leur exérèse complète. Des procédés de cartographie sont en cours d'évaluation pour surveiller l'évolutivité des lésions cutanées ....

RÉFÉRENCES

Dépistage du cancer du sein en médecine générale.
HAS, 2004.

Classification en six catégories des images mammographiques en fonction du degré de suspicion de leur caractère pathologique.
Correspondance avec le système BIRADS de l'American College of Radiology (ACR). HAS, 2002.

Dépistage du cancer du sein par mammographie dans la population générale.
HAS, 1999.

Conduite à tenir devant une patiente avec un frottis cervico-utérin anormal.
HAS, 1998 et mise à jour 2002.

Dépistage organisé du cancer colorectal.
Institut national du cancer, 2008.

Stratégies de dépistage précoce du mélanome.
Recommandations en santé publique – HAS, 2006.

Tumeurs cutanées épithéliales et mélaniques : mélanomes.
Saiag P, Grob J, Grosshans E. Ann Dermatol Venereol 2002 ; 129 : 2S143-2S148.

OBJECTIFS PÉDAGOGIQUES

Objectif principal
N° 139 : Facteurs de risque, prévention et dépistage des cancers.

Objectifs secondaires
N° 6 : Le dossier médical. L'information du malade. Le secret médical.
N° 147 : Tumeurs du col utérin, tumeur du corps utérin.
N° 149 : Tumeurs cutanées, épithéliales et mélaniques.

DIFFICULTÉ

3 LIONS/3

PARU DANS LA MÊME COLLECTION

Urgences – Réanimation – Anesthésie – Douleur
J.-J. Lehot, F. Bonhomme

Médecine du travail – Neurologie
F. Deschamps, V. Desestret, J. Honnorat

Rhumatologie – Endocrinologie
R. Chapurlat, F. Borson-Chazot

Gynécologie-Obstétrique – Traumatologie
R.-C. Rudigoz, C. Huissoud, S. André, M. Freysz

Chirurgie maxillofaciale et stomatologie – ORL – Ophtalmologie
A. Gleizal, J.-L. Béziat, O. Merrot, J.-C. Pignat, C. Burillon

Cancérologie et Oncohématologie – Hépatogastroentérologie
J.-P. Droz, G. Freyer et l'AJORA, Ph. Merle, C. Trepo

Pédiatrie
E. Javouhey, A. Barats, A. Belot, D. Floret

Chirurgie générale et cardiovasculaire – Pneumologie
R. Henaine, T. Sassard, E. Voiglio, P.-J. Souquet, M. Coudurier, L. Odier

Dermatologie – Médecine physique et réadaptation – Orthopédie
D. Jullien, G. Rode, J. Luauté, Ph. Neyret, S. Lustig, A. Pinaroli

Néphrologie – Urologie – Nutrition et diabète
M. Laville, C. Chauvet, J.-P. Fauvel, D. Fouque, F. Guebre-Egziabher, A. Jolivot, L. Juillard, A. Ruffion, P. Perrin, Ph. Moulin

Psychiatrie – Gériatrie
L. Daligand, H. Claudel, C. Gensollen, G. Giret, D. Jouannet, M. Lavie, F. Limosin, C.-L. Charrel, V. Fruntes, B. Hŭbsch, E. Tran, R. Gonthier, O. Beauchet

Cardiologie – Lecture et interprétation de l'électrocardiogramme
F. Delahaye, V. Cart-Régal, F. Salerno, R. Hénaine, T. Sassard

Lecture critique d'articles : essais cliniques et méta-analyses
P. Nony, F. Noël-Baron

Infectiologie – Parasitologie
C. Chidiac, T. Perpoint, D. Gary, M.-A. Piens, F. de Monbrison

Hématologie – Médecine générale – Médecine légale – Santé publique
C. Négrier, F. Nicolini, Y. Dargaud, J.-P. Dubois, C. Dupraz, S. Erpeldinger, S. Figon, M.-F. Le Goaziou, A. Moreau, C. Perdrix, N. Prothon, L. Fanton, D. Malicier, F. Tissot Guerraz, I. Jaisson-Hot, A. Duclos

52 cas cliniques transversaux

Mise en page : Le Vent se lève...

Achevé d'imprimer en septembre 2010
par l'imprimerie Wilco
Dépôt légal : Décembre 2008

Imprimé aux Pays-Bas